**Haftungsausschluss:**
Die Inhalte dieses Buches wurden sorgfältig und besten Gewissens recherchiert undzusammengetragen. Sie spiegeln die persönliche Meinung und Erfahrung des Autors wider. Der Autor übernimmt daher keine juristische Verantwortung oder Haftung für Schäden, die durch eventuelle Fehler oder nicht kompatible Lebensumstände entstehen. Trotz sorgfältigen Lektorats können Rechtschreib- und/oder Grammatikfehler vorhanden sein.

*Resilienz trainieren mit 5 Power Methoden*

Von Nikolas Moellen
2. Auflage 2021

**ISBN:** 9798510936599
Herausgegeben von: Lebensquell Kräuter, 2560 Berndorf
info@lebensquell-kraeuter.com

Printed in Germany by Amazon Distribution GmbH, Leipzig

# Resilienz Trainieren

mit

5 Powermethoden

denn das Einzige, was Du sein musst - ist

glücklich

# Inhaltsverzeichnis

| | |
|---|---|
| Einleitung | 5 |
| Druck der Massenkonditionierung | 10 |
| Konditionierung & Prägungen der Kindheit bestimmen dein Leben | 24 |
| Power Methode 1: RELEASE Methode | 34 |
| Der einfache Weg zu unendlichem Selbstbewusstsein | 43 |
| Wie finde ich, was mich glücklich macht? | 52 |
| Power Methode 2: PURPOSE Methode | 55 |
| Das Glücksgefühl in sich aufspüren | 61 |
| Power Methode 3: Feel happy Methode | 63 |
| Ängste loslassen - Herz öffnen | 68 |
| Power Methode 4: Hände Weg / Don't React | 73 |
| Power Methode 5: Herzöffnung | 85 |
| Fazit | 91 |
| Abbildungen | 108 |
| Feedback, Links und Copyright | 108 |
| Kontakt & Impressum | 109 |

*Man will nicht nur glücklich sein, sondern glücklicher als die anderen. Das ist deshalb so schwer, weil wir die anderen für glücklicher halten, als sie sind.*

Charles Baron de Montesquieu

# Einleitung

Auf der ständigen Suche nach Persönlichkeitsentwicklung und Selbstverbesserung verrennen sich viele Menschen in Methoden, die nicht nur kontraproduktiv sind, sondern auch langfristig mehr Schaden anrichten.

In diesem Buch wird mit einigen Vorurteilen und fälschlichen Annahmen über wahre Stärke und Resilienz aufgeräumt.

Wenn ein Mensch im Angesicht schwieriger Lebenssituationen absolut ruhig und in Frieden bleiben kann, besitzt er wahre Stärke.

Dafür braucht man weder raffinierte Techniken, um die Außenwelt zu kontrollieren. Ebenso wenig geht es darum, Stress oder schwierige Situationen zu "managen".

Es gibt eine Variante, die nichts unter Kontrolle bringen möchte, sondern leicht ist und auf dem Prinzip des Loslassens basiert.

Die Realität ist momentan jedoch leider, dass wir in einer Gesellschaft von hoch konditionierten Menschen leben. Viele dieser Leute haben sich nicht einmal in ihrem Leben bewusst angesehen,

aufgrund von welchen Programmen sie so handeln, wie sie es tun.
Durch Prägungen und aktive Programmierung mit Social Media und weiteren Medien verlieren die Leute heutzutage immer leichter den Kontakt zu sich selbst. Vor lauter Informationen, Masken und Fassaden wissen die wenigsten noch, wer sie selbst eigentlich sind. Erwachsenwerden ging plötzlich so schnell. Ehe man sich versieht, entwickelte sich eine freudenreiche und naive Kindheit zu einem grauen Alltag als Erwachsener.
Im Laufe dieses Buches wirst du feststellen, dass wahre Stärke und Resilienz sehr viel mit Frieden und Harmonie zu tun hat.
Zwar erscheinen die Wörter sehr unterschiedlich, die damit verbundenen Körpergefühle ähneln sich aber in großem Maße.
Ein Mensch, der sich in jedem Moment friedlich fühlen kann, egal was im Außen passiert, ist frei.
Damit hat er viel mehr, als lediglich Resilienz. Er besitzt damit die Fähigkeit, jede beliebige Situation durch ihn hindurch fließen zu lassen, ohne Spuren zu hinterlassen.

Das ist es im Grunde, wonach die meisten suchen.

Am Leben teilnehmen zu können, ohne dass schwierige Situationen im Außen zu viel Probleme im Innen verursachen.
Im Allgemeinen versuchen viele Coaches und Berater, ihre Klienten resilienter werden zu lassen, indem sie sich eine dicke Schicht an Schutzmauern und Fähigkeiten anwerben.
Diese künstlich konstruierten Mauern werden dich langfristig jedoch nicht nur davon abhalten, lebendig am Leben teilzunehmen, sondern könnten (und werden wahrscheinlich) auch in einer tiefen Unsicherheit enden. Nur jemand, der tief im Inneren ängstlich ist, braucht eine dicke Schutzschicht um sich herum. Ansonsten wären solche Vorgehensweisen völlig sinnlos.
Hier wirst du einen neuen und frischen Ansatz bezüglich Resilienz finden.
Du lernst, wie du dich mit unglaublich einfachen und praxisnahen Methoden frei von dir selbst machen kannst. Frei von dir selbst? Richtig! Der einzige Grund, warum du dein Leben im jetzigen Moment noch nicht in vollen Zügen genießen kannst und den Bedarf nach mehr Resilienz hast, ist folgender: es gibt Blockaden in deinem Innenleben, die dazu führen, dass du dich nicht ganz ausdrücken kannst.

Die ebenso dazu führen, dass ein Teil in dir unsicher, ängstlich und verwirrt ist.
Der natürliche Grundtrieb des Menschen ist es, sich eine dicke Speckschicht an Schutz anzueignen. Allerdings ist dies nur eine sehr kurzfristige "Lösung", da ständig Energie aufgewendet werden muss, um diesen Zustand aufrechtzuerhalten.

*Komplette Freiheit liegt in demjenigen Zustand, der gar nicht erst aufrechterhalten werden muss.*

Wenn du dich so frei fühlst, dass keine Situation gar erst schwierig wird, wenn sie sich vor dir entfaltet - dann bist du wirklich resilient.

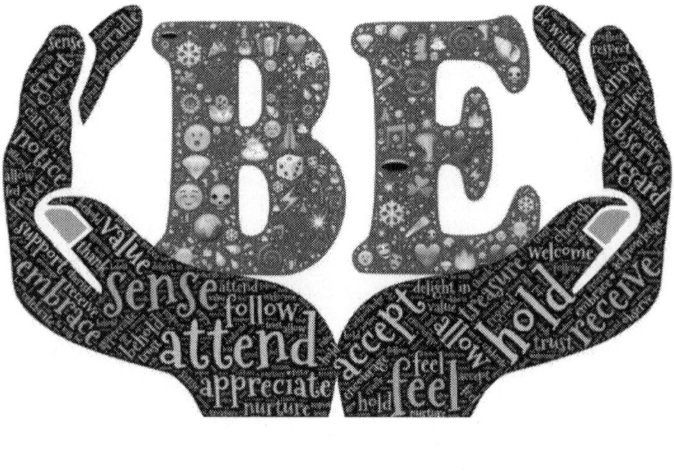

*Wenn man den Zustand eines Menschen, seines Glücklich seins nach, abschätzen will, soll man nicht fragen nach dem, was ihn vergnügt, sondern nach dem, was ihn betrübt; denn je geringfügiger dieses, an sich selbst genommen ist, desto glücklicher ist der Mensch; weil der Zustand des Wohlbefindens dazu gehört, um gegen Kleinigkeiten empfindlich zu sein: Im Unglück spüren wir sie gar nicht.*

Arthur Schopenhauer

## Druck der Massenkonditionierung

Martina steht früh morgens an der Haltestelle auf dem Weg zur Arbeit. Um Sie herum stehen weitere Menschen, die ebenfalls irgendwo hinfahren werden. Martina benutzt mehrere Schutzschichten, um sich vom Druck der Außenwelt zu retten.

Zu diesen Schichten gehören unter anderem ihr Make-Up auf dem Gesicht, um dem Schönheitsideal der Gesellschaft mehr oder weniger zu entsprechen.

Ihre verschlossene Körperhaltung signalisiert, dass Sie keine Gefahr darstellt - aber auch ebenso wenig angesprochen werden will.

Die Kopfhörer mit ihrer Lieblingsmusik verleihen ihr ein heimisches Gefühl der Sicherheit.

Das Scrollen durch Instagram und TikTok hilft ihr weiterhin, sich von der Außenwelt abzuschirmen und potenzielle Trigger zu vermeiden.

Gerade eben kommt ihre Lieblingsstelle dieses Songs, wo sie normalerweise lauthals mitsingen würde und tanzt. Doch hier an der Bushaltestelle verwandelt sich ihr eigentlich freier Ausdruck in nichts weiter als verstohlene Blicke zur Seite und ein leichtes Kopfnicken.

*Was wenn mich jemand beobachtet?*
*Sehe ich gerade komisch aus?*
*Schauen mich die Leute an?*
*Ist meine Musik zu laut?*
*Mach ich irgendetwas falsch?*
*Verhalte ich mich gerade richtig?*

Ihre Kopfstimme macht sie regelmäßig wahnsinnig, daher hat sie es sich angewöhnt, sich draußen einfach so angepasst wie möglich zu verhalten, um ja nicht aufzufallen. Sie weiß zwar nicht genau, was sie da eigentlich macht - doch sie fühlt den unfassbar starken Druck von allen Seiten. Sie spürt die Erwartungshaltung der Gesellschaft, die bewertenden Blicke und lästernden Gespräche der Menschen.

Sie hält es nicht mehr aus und doch spürt tief drinnen, dass es eine authentische, wahre, kindliche Essenz in ihr gibt.

Diese Essenz hat sie vor langer Zeit vergraben und unterdrücken müssen, um den Standards und Normen der modernen Gesellschaft zu entsprechen und nicht aus der Reihe zu tanzen.

Mama und Papa habe ihr erzählt, sie müsse immer *brav* sein und *nicht auffallen*, den *Regeln folgen*. Da ihre Eltern die einzigen waren, die Schutz und Nahrung besorgen konnten, war sie von ihnen abhängig und folgte somit blind jedem Rat.

Währenddessen geriet ihre wahre Version immer weiter in den Hintergrund und sie entwickelte sich zu einer jungen Frau, die von ihrem Umfeld und vergangenen Prägungen so sehr beeinflusst wurde, dass sie nicht mehr wirklich weiß, wer sie eigentlich ist und was sie im Leben überhaupt will.

Daher machte sie sich auf die Suche nach Antworten, fand im Internet unzählige widersprüchliche Informationen:

*Trenne dich von der Masse ab und mach dein eigenes Ding!*

*Beschäftige dich mit Persönlichkeitsentwicklung und werde zur besten Version von dir!*

*Mach Yoga und Meditation, um zu dir selbst zu kommen!*

*Lerne die 48 Gesetze der Macht, um allen anderen einen Schritt voraus zu sein!*

All diese Action-Steps und unterschiedlichen Angehensweisen verwirren Martina nur noch mehr.
Sie besucht nun einen Therapeuten, doch weiß nicht mal wirklich, was falsch mit ihr ist.
Sie hat einfach das Gefühl, vom Leben hin und her geworfen zu werden - und selbst wenn sie so tut, als hätte sie alles unter Kontrolle und eine starke Fassade aufsetzt: Tief in ihrem Inneren weiß sie genau, dass das alles nur ein Act ist. Sie spielt sich diese Stärke nur vor.
Ähnlich wie Martina geht es dem Großteil der Menschen heutzutage. Von Kindheitstraumas, Prägungen des Umfelds, Social Media und vielen weiteren Faktoren sind sie zwar am Leben, aber nicht wirklich lebendig. Sie nehmen zwar am Leben Teil, wissen aber gar nicht, was das eigentlich alles soll und wer oder was sie eigentlich sind.
Viel zu voreilig entscheiden sie sich für irgendeine Ausbildung oder Studium und ehe sie sich versehen, sind sie plötzlich *Steuerfachangestellte, Ingenieur-Azubi oder Zahnarzthelferin.*

Doch ist das alles, was das Leben ausmacht? Sind sie damit angekommen?
Ganz im Gegenteil suchen viele Menschen nun Auswege, um ihre miserable Lebenssituation zu kompensieren. Man arbeitet für das Wochenende und die nächsten 4 Urlaube sind auch schon geplant, ständig mit dem Blick auf die Zukunft; denn das *Jetzt* ist nicht wirklich vielversprechend.
Dieses Buch wird Dir dabei helfen, zurück in deine wahre Stärke zu kommen. Deine verloren geglaubte Essenz. Dein freier, ungehemmter Ausdruck. Das Tool, das wir dafür in diesem Buch benutzen werden, ist *Resilienz*.

Laut Wikipedia ist Resilienz die
"*Fähigkeit, schwierige Lebenssituationen ohne anhaltende Beeinträchtigungen zu überstehen*".

Doch wir wollen innerhalb dieses Buchs noch etwas tiefer gehen.
Es geht nämlich nicht nur lediglich darum, durch anstrengende Phasen unseres Lebens zu kommen, sondern jeden einzelnen Moment genießen zu können.

Dafür ist allerdings weit mehr als die psychische Widerstandskraft gemeint, die uns gegen anstrengende Situationen im Außen schützen soll.
Ebenso werden die Methoden, die in diesem Buch vorgestellt werden, so gut wie nichts mit Widerstand zu tun haben.
Ein einfaches physikalisches Gesetz beschreibt: wo Widerstand herrscht, gibt es auch Gegenwiderstand. Wenn wir also ständig dabei sind, uns gegen den gegenwärtigen Augenblick zu wehren und mit aller Kraft zurückdrücken wollen, wird dies unser Leben nur erheblich erschweren. Der wahre Schlüssel zur ganzheitlichen Resilienz besteht darin, so leicht und frei von potentiellen Triggern zu werden, dass die Außenwelt keine Unruhe mehr im Innen stiften kann.
In Wirklichkeit geht es uns doch eher darum, ein Innenleben in kompletter Ruhe, Gelassenheit und Frieden zu fühlen.
Um dies möglich zu machen, greifen Menschen auf vielerlei Methoden und Techniken zurück, die jedoch meistens eher kontraproduktive Ergebnisse mit sich liefern.
Die einen beschäftigen sich Hals über Kopf mit Persönlichkeitsentwicklung und arbeiten daran, ihre Persönlichkeit (griechisch: Persona = Fassade) auf

so eine Art und Weise zu drehen und zu wenden, damit sie ihren Zielen näherkommen.
Zwar fühlen sich viele Menschen anfangs gut damit, eine neue, ausgereifte und für die Außenwelt stärkere Persönlichkeit zu besitzen. Langfristig hat dies jedoch nichts mit innerer Ruhe und Gelassenheit zu tun.
Alles, was sie gemacht haben, ist ein neues Programm auf die Fassade aufzuspielen. Sie können bis an ihr Lebensende verschiedene Programme aufspielen und sich den Gegebenheiten der Außenwelt anpassen. Doch wahre Transformation ist damit nicht passiert - lediglich das Programm wurde gewechselt.

Wie wäre es aber, wenn es möglich wäre, überhaupt keine Anstrengung mehr aufzuwenden, mit schwierigen Lebenssituationen klarzukommen?
Die einzige Möglichkeit, um dies in die Realität umzusetzen ist, das Innenleben so frei von Blockaden zu gestalten, dass nichts und niemand mehr anecken kann. Was auch immer im Außen passiert, sie bleiben in sich selbst zentriert.
Daher wirst du verstehen, dass wir im Laufe dieses Buches etwas tiefer gehen müssen und es nicht

ausreichen wird, einen typischen Ratgeber über Persönlichkeitsentwicklung zu schreiben.
Langfristige Transformation geschieht immer und ausschließlich im Inneren. Die Ergebnisse werden sich dann im Außen spiegeln.
Um sich also wahre und 100%ige Resilienz anzueignen, wäre es unsinnig, auf jede mögliche Situation in der Außenwelt ein neues Programm in die Persönlichkeit zu integrieren.
Der Grund dafür ist, dass die Außenwelt so unberechenbar und vielfältig ist, dass jederzeit irgendetwas anderes passieren könnte.
Das Leben "da draußen" ist komplett unvorhersehbar!
Jederzeit kann die Wohnung spontan gekündigt werden, ein Elternteil stirbt in einem Autounfall, der Partner betrügt dich, du wirst auf Social Media verbal angegriffen, der Postbote macht dich bei seinem morgendlichen Rundgang dumm an.
Das waren nur wenige Beispiele der unendlichen Möglichkeiten, die im Außen als Problem und schwierige Lebenssituation wahrgenommen werden könnten.

Es ist ein Ding der Unmöglichkeit, für jedes einzelne Detail, das im Laufe des Alltags (nicht zuletzt des gesamten Lebens) passieren wird, eine Fassade aufzubauen, die dich beschützen wird.
Daher ist auch die einzige Möglichkeit, zu 100% resilient "gegen" das Außen zu sein, innen drin so leer zu werden, dass es nichts mehr gibt, das auf irgendeine Weise anecken könnte.
Wie genau das funktioniert, wirst du im Laufe der folgenden Kapitel anhand einfacher und praktischer Übungen erfahren.
Nun, wie kommt es überhaupt dazu, dass wir ständig das Gefühl haben, der Masse entsprechend zu müssen? Der Großteil der Leute macht es ganz unbewusst und selbstverständlich - nichts wird hinterfragt.
Produkte, die in Werbungen angepriesen werden, werden ohne weiteres gekauft.
Trends, die auf Instagram und weiteren Social Media Seiten verbreitet werden, sind oft schnell danach in aller Munde und jeder will dazu gehören.

Der Grund, warum wir meist komplett unbewusst zur Masse gehören wollen und unseren eigenen und

innovativen Drive verlieren, hängt zum Teil an unserer genetischen Vergangenheit.
Damals, als Menschen noch in kleinen Völkern und Stämmen lebten, war es sehr schwer, einfach aus der Reihe zu tanzen.
Wer es wagte, soziale Regeln zu missachten oder nicht zum Wohle der Gemeinschaft handelte, wurde schnell verstoßen oder getötet. Wer einmal aus seinem Stamm verstoßen wurde, musste ums nackte Überleben kämpfen.
Daher achten wir selbst in unserer extrem modernen Neuzeit mit Flugzeugen, Supermärkten, Krankenkassen und Arbeitslosenämtern darauf, sozial und gesellschaftlich nicht allzu wagemutig zu werden.
Die meisten Menschen tragen ihre genetischen Wurzeln unbewusst im Alltag aus und leben in einem Mindset, als ob sie tatsächlich ums nackte Überleben kämpfen müssten.
"Survival of the fittest" ist tatsächlich immer noch das Motto der Masse, als ob es irgendetwas zu befürchten gäbe, als ob sie immer noch in der Wildnis lebten.
Ein anderer, viel unscheinbarer Grund dafür, warum wir uns so maßen tauglich benehmen und ständig

dem Mainstream folgen, liegt in unseren Spiegelneuronen.

Diese sind ein Mechanismus im Gehirn, der dafür sorgt, dass wir subtile Muster und Intentionen des Gegenübers oder einer Menschenmasse schnell erkennen und danach handeln können.

Wir ahmen also meist unbewusst Verhaltensweisen, Bewegungen, Töne und viele weitere Eigenschaften unseres Gegenübers nach, um Empathie zu zeigen oder um zu überleben.

Was in einigen Situationen unseres Privatlebens natürlich von Vorteil ist, entpuppt sich auf unserem eigenen und selbstständigen Weg, in ein Leben mit Resilienz, eher als Hindernis.

Diese beiden genannten Punkte verstärken sich gegenseitig und nähren sich vor Allem voneinander.

Das bedeutet, wenn viele unbewusste Menschen auf einmal zusammenkommen und sich auf eine bestimmte Art und Weise verhalten, die weder logisch noch fortschrittlich ist, dann verhalten sie sich genau so, weil ihre genetischen Muster buchstäblich *"Überleben!"* schreien.

Durch die Spiegelneuronen jeder einzelnen Person in dieser Menschenmenge wird dieses Verhalten nur noch bestätigt und verstärkt.

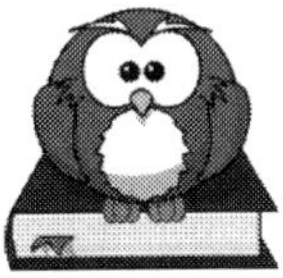

Ein einfaches Beispiel ist eine Studie von einer Menschenmenge aus Testpersonen, die in einer Straßenbahn fuhren. Die Testpersonen waren deutlich in der Überzahl und bei jeder Straßenbahnhaltestelle kamen nur wenige neue Leute hinzu, die nichts mit der Studie zu tun hatten. An beliebigen Haltestellen wurde der Gruppe an Testpersonen ein verstecktes Zeichen gegeben, dass sie alle aussteigen sollten. Schnell machten sich alle Menschen auf und eilten aus der Straßenbahn hinaus.

Was machten die einzelnen Personen, die nicht mit der Studie zu tun hatten und lediglich als Individuen eingestiegen sind? Die Ergebnisse waren sehr überraschend: Der deutliche Großteil aller unabhängigen Personen ist einfach mit der Masse ausgestiegen, da sie unbewusst angenommen haben, dass es irgendein Problem geben müsse.

Doch dieser Test wurde noch erweitert: als Nächstes wurde der Masse an Testpersonen ein Zeichen gegeben, aufzustehen, sich umzudrehen und aus dem Fenster zu blicken. Plötzlich standen nun der Großteil der Menschen auf und blickten aus dem Fenster. Was machten die individuellen

Einzelpersonen? Ohne weitere Gedanken folgten sie der Masse, standen auf und schauten ebenfalls aus dem Fenster. Sie wusste natürlich nicht, was es dort zu sehen gab, denn Überraschung: es gab überhaupt gar nichts zu sehen!
Sie sind lediglich der Masse gefolgt.
Dieses Experiment wurde mit vielen verschiedenen Aktivitäten getestet (tanzen, singen, klatschen usw.). Jedesmal ahmten die Einzelpersonen die Masse nach, ohne irgendetwas in Frage zu stellen.

Ein Teil dieses Buches wird also auch mit dir daran arbeiten, deine Individualität zurück zu erhalten.
Oft reichen hier einige Erklärungen, tägliche Affirmationen und einfache Übungen aus, um diese wiederherzustellen. Es ist lediglich eine Sache der kontinuierlichen Übung, sich vom sehr tief liegenden Trieb der Massenidentifikation zu lösen. Sobald du zurück in deine eigene Kraft gekommen bist, wirst du fühlen, wie einfach es ist, auf eigenen Beinen zu stehen und ohne Scham oder Schuld ein Leben nach deinen Regeln umzusetzen.

*Glück entsteht oft durch Aufmerksamkeit in kleinen Dingen, Unglück oft durch die Vernachlässigung kleiner Dinge.*

Wilhelm Busch

## Konditionierung & Prägungen der Kindheit bestimmen dein Leben

Bevor wir tiefer in die Materie einsteigen und anwendbare Praxistipps besprechen können, die Resilienz fördern, sollten wir vorher einen Schritt zurückgehen.

Beim ein oder anderen Leser geht es sogar einige Jahrzehnte zurück, und zwar in die Kindheit. Als wir noch Kinder waren, hat sich für uns alles sehr einfach angefühlt, mühe -und schwerelos. Wir waren offen für alles und hatten wenig Vorurteile oder Widerstand gegen die Außenwelt.

Was zwar ein unglaublicher Vorteil ist, um sich glücklich zu fühlen, kann jedoch ein enormer Nachteil werden, wenn es darum geht, geprägt zu werden.

Kinder sind am anfälligsten für Eindrücke, Konditionierungen und Programmierungen jeglicher Art, aufgrund ihrer kindlichen Naivität. Sie stellen wenig in Frage und nehmen an, was man ihnen auftischt.

Viele Eltern nutzen dies mehr oder weniger bewusst aus, um ihren Kindern Ihre Lieblingsprogramme aufzuspielen.

Darunter fallen Konditionierungen wie:

"*du sollst nicht mit Fremden reden*" -
*"In der Welt gibt es nicht umsonst"* oder
*"du sollst immer brav und nett zu allen Menschen sein."*

Unabhängig davon, ob diese Programmierungen positive oder negative Auswirkungen haben, sind es dennoch Prägungen, die uns im Erwachsenenalter beeinflussen.
Wenn wir also hinter die Persönlichkeit, also die Fassade, blicken -und wahre Resilienz aufbauen wollen, sollten wir unsere eigene Konditionierung intensiv betrachten.
Tatsächlich sind die allermeisten Menschen in einem Konstrukt aus Konditionierungen gefangen, die ihren Alltag ungeheuerlich bestimmen.
Das Traurige daran ist, dass sich so gut wie niemand darüber bewusst ist, welche kindheitliche Prägungen dafür sorgt, warum man sich so verhält, wie man nun einmal ist.
Viele nehmen an, dass man eine festgelegte Persönlichkeit hat, die dafür sorgt, wie die Reaktion auf unterschiedliche Situationen im Leben ausfällt.

Ganz im Gegenteil gibt es diese festgelegte Persönlichkeit in Wahrheit gar nicht, sie ist lediglich eine Geschichte - geformt aus unzähligen Millionen Gedanken, die an vergangene Ereignisse gebunden sind!
Kein Wunder also, dass der Durchschnittsmensch im Alltag so gut wie alles als "Hindernis" wahrnimmt und nur sehr wenig resilient erscheint.
Schließlich trägt er eine unmenschliche Last mit sich:
Seine *Persönlichkeit*. Diese enthält 10.000 Geschichten über sein Leben, Vorlieben, Abneigungen, Präferenzen und vieles mehr, die dafür sorgen, dass er nur selten einfach mal einen Moment der Stille und Harmonie fühlen kann.

Eins der größten Programme, die uns in unserer Kindheit aufgespielt wird, lautet:

*du musst funktionieren*!

Ähnlich wie eine Maschine in der Fabrik soll dein Grundzustand sein, dass du funktionierst.
Egal, was sonst noch passiert.

Egal, welche Emotionen, innere Verlangen oder Verwirrungen herrschen.
Egal, was deine kindlichste Sehnsucht und was deine Träume sind, du sollst funktionieren.
Natürlich meinen es die Eltern in den meisten Fällen nicht böse. Sie haben lediglich aus eigener Erfahrung gemerkt, dass die Grundverlangen, also das Überleben (Nahrung, Unterkunft) sichergestellt werden, wenn man in dieser Gesellschaft funktioniert.
Das bedeutet also im Umkehrschluss: mach deine Schule gut, habe eine gute Ausbildung, ein gutes Studium und arbeite für die übrigen 45 Jahre in irgendeinen Job, der viel Geld macht. Auf diese Weise haben deine Eltern zwar sichergestellt, dass du bis 65 überlebst. Wenn dich allerdings jemand im Seniorenalter fragen wird, wann du das letzte Mal wirklich lebendig warst, wirst du wahrscheinlich auf deine Kindheit zurückweisen.

Das soll und darf nicht der Weg sein!

Wir dürfen uns erlauben, uns von den veralteten und traditionellen Werten der Eltern und Vorgesetzten

freizumachen und ein Leben nach eigenen Regeln zu formen.
Natürlich gehören Rückschläge und schwierige Lebenssituationen dazu. Doch all dies ist besser, als ein miserables und abhängiges Leben in irgendeiner Arbeit zu verbringen, die dich alles andere, als erfüllt.
Leider bekommen viele Menschen gesagt, dass sie funktionieren müssen. Dies ist ein sehr tiefsitzendes Programm und diese Konditionierung sorgt dafür, dass jedes Jahr aufs Neue unglückliche Azubis und Studenten sich ihren Weg durch die Ausbildung schlagen, ohne auch nur ein Prozent Leidenschaft für den die gewählte Route zu fühlen.
Und sobald sie sich einige Semester oder Ausbildungsjahre der Sache gewidmet haben, lohnt es sich dann oft nicht mehr, zurückzukehren und neu anzufangen.
Man hat ja bereits so viel Zeit investiert.
Einige können dann doch noch die leise Stimme ihres kindlichen Herzens wahrnehmen, die flüstert: "Tu, was dein Herz dir sagt und Spaß macht!".
Sie wagen es, erneut zu studieren oder werden die Welt bereisen, bevor sie dann tatsächlich einen Job auswählen.

Die wenigsten entscheiden sich allerdings für ein komplett frei bestimmtes Leben, nach ihren eigenen Regeln.
Dies bedeutet natürlich nicht, dass eine klassische Ausbildung und ein traditioneller Job keine Erfüllung bringen kann. Vielmehr heißt es, dass heutzutage nur noch wenige Menschen wirklich der Stimme ihres Herzens folgen und aufgrund mangelnder Resilienz einfach das Programm ihrer Eltern ausspielen, und somit ihr Leben letztendlich verpassen.
Eine der stärksten Konditionierungen, die sich durch die gesamte Gesellschaft wie ein eisernes Schwert bahnt, ist Folgende:

*Was denken nur die Anderen von mir?*

Dieser Gedanke plagte ebenfalls die junge Martina aus dem vorherigen Kapitel.
Sie ist aufgrund von mangelnder Resilienz und fehlendem Selbstvertrauen von Selbstzweifeln geplagt.
Dies ist ein weiteres Konzept, dass sich aufgrund von kindheitlicher Konditionierung eingeschlichen hat.

Es beginnt meist sehr subtil: ein noch sehr junges Kind singt besonders schön, spielt ein Instrument oder schafft den ersten Purzelbaum.
Die Reaktion der Eltern ist Lachen, Freude, Aufmunterung.
Doch schnell entwickelt sich aus der kindlichen Freiheit, etwas Neues auszuprobieren und die Welt zu entdecken in eine Art Schauspiel.
Es geht nun immer mehr darum, den anderen zu gefallen und positive Reaktionen aus seinem Umfeld zu bekommen.
Schritt für Schritt fängt die Familie an, zu bewerten und erwähnt sogar in Gesprächen, das Kind auf Wettbewerbe zu schicken oder mit anderen Kindern zu vergleichen. Plötzlich geht es nicht mehr um naives spielen und grenzenloses Abenteuer. Nun bewegt sich die ganze Sache Richtung Kampf, Gefallen, Imponieren und "zur Schau stellen".
Was im Vorschulalter bereits sehr unterschwellig begangen, nimmt zur Schulzeit seinen Höhepunkt an.
Schulkinder und vor allem deren Eltern sind meist kontinuierlich damit beschäftigt, sich gegenseitig zu vergleichen. So nehmen die Kinder unbewusst die

Muster ihrer Eltern und Verwandten mit ins Klassenzimmer und auf den Pausenhof mit.
Natürlich sind die Medien auch nicht ohne Schuld, denn hier wird ohne Pause bewertet.
Wer ist besser? Wer ist schneller?
Wer kann was auf welche Art und Weise?

Was mit ein paar harmlosen Aussagen begann, formt sich im Gehirn des Kindes nun zu einer Art Realität, die sich fast schon als Normalzustand etabliert.
Im Erwachsenenalter zweifelt schließlich keiner mehr daran, dass das ständige Vergleichen von Menschen, Persönlichkeiten, Aktionen und Aussagen eigentlich *komplett* unnormal ist.
Somit lebt der durchschnittliche Erwachsene mit einem konstanten inneren Gefühl, nicht genug zu sein.
Ständige Schulterblicke und flüchtige Gedanken formen konstanten Stress in seinem Körper und werden zur Normalität. Der Großteil greift als ob es das Natürlichste der Welt wäre, zur Ablenkung in Form von Zigaretten, Drogen, Alkohol, Internet, Entertainment.

Doch selbst bewusste Menschen suchen sich an dieser Stelle einen Ausweg mit Hilfe von Persönlichkeitsentwicklung.
Sie versuchen, eine neue und upgegradete Version von sich selbst zu finden. Man erfindet also eine Maske, die nicht mehr von diesen Selbstzweifeln und neurotischen Vergleichen geplagt ist, und klatscht sie oben drauf.
Dass darunter immer noch das verzweifelte und verwirrte Kind schlummert, wird einfach ignoriert.
Darum fühlen sich auch die meisten Menschen vom Körpergefühl her nicht wesentlich besser, wenn sie einmal ganz alleine sind und auf niemanden Rücksicht nehmen müssen.
Selbst nach jahrelanger Persönlichkeitsentwicklung bleibt dieser konstante innere Druck, eine nie aufhörende innere Unzufriedenheit.
Der erste Weg Richtung innerer Stärke bedeutet also, die Prägungen der Kindheit loszulassen.

Wie es funktioniert, ist zwar simpel.
Der Prozess an sich ist aber nicht unbedingt einfach.

Theoretisch geht es darum, die Ursachen für deine Denkmuster zu fühlen, zu akzeptieren und schließlich loszulassen.
Während dieser Prozesse ist es wichtig, absolute Authentizität und Verletzlichkeit zu zeigen, um sich nicht selbst hinters Licht zu führen.

Die folgende Übung ist die erste Power Methode zu einem glücklichen, selbstbestimmten Leben.

Sie wird dir dabei helfen, die verschiedenen Mindsets und Programmierungen, die du unbewusst aus deiner Kindheit mitgenommen hast, zu identifizieren und schließlich loszulassen.

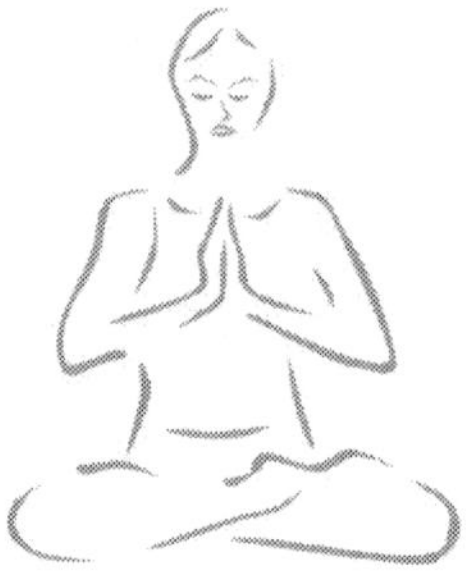

## Power Methode 1: RELEASE Methode

Begib dich, ähnlich wie in Meditation, an einen stillen Ort. Wichtig dabei ist, dass du komplett ungestört bist. Schalte also dein Handy auf Flugmodus und vermeide jegliche Benachrichtigungen oder Kontakte während der nächsten fünf bis zehn Minuten.
Sobald du es dir gemütlich gemacht hast und eine bequeme, aufrechte Position eingenommen hast, lege deine Hände auf deinen Schoß. Die Handrücken zeigen dabei nach oben.

1. Atme nun für 6 Sekunden durch den Bauch ein, halte die Luft für 3 Sekunden und lass sie mit einem zischenden Laut für 6 Sekunden wieder hinaus. Wiederhole diesen Prozess sehr tief und langsam drei bis vier Mal

hintereinander, bis du dich mehr mit dir selbst verbunden fühlst.
Du wirst bemerken, dass alles um dich herum ein wenig ruhiger und deine Kopfstimme etwas in den Hintergrund rücken wird.
Du kannst auch visualisieren, wie die Kopfstimme vom obersten Ende deiner Wirbelsäule Stück für Stück entlang deiner Körpers nach unten Richtung Steißbein wandert und sich dort festsetzt.
Auf diese Weise bist du komplett klar und hast Zugriff auf all deine Emotionen.

2. In der nächsten Phase gibt es nichts weiter zu tun, außer dir einmal komplett zu erlauben, richtig *loszulassen*.
   Dafür musst du nichts Besonderes tun. Gib einfach deinen Körper das Signal und die ehrliche Intention, das nun einmal alles nach oben kommen darf, was sonst ignoriert wird. Alle unterdrückten Gefühle und beiseite geschobenen Emotionen, die du vielleicht im Laufe des Alltags ignoriert hast, dürfen jetzt an die Oberfläche kommen.

Habe keinerlei Widerstand gegen diese Gefühle, du musst sie aber ebenso wenig willkommen heißen.
In dieser Phase ist einfach nur wichtig, dir selbst zu erlauben, offen zu bleiben. Erlaube deinem gesamten Körper, alles nach oben abzugeben und sich komplett zu öffnen. Du wirst einige unbequeme Energien spüren, denen du aber vorerst keine zu genaue Beachtung schenken musst. Du kannst gern alles von außen beobachten und merken, an welchen Stellen in deinen Körpern es zieht und schmerzt.

3. In der nächsten Phase geht es darum, dich auf das schwerwiegendste Gefühl oder die größte Energie innerhalb deines Systems zu fokussieren.
   Nachdem du ein Hauptgefühl ausgemacht hast, dass dich momentan beschwert und dass du bisher nicht willkommen heißen konntest, lege deinen kompletten Fokus darauf.
   Erlaube diesem Gefühl nun Stück für Stück immer mehr, einfach da zu sein.

Spüre und visualisiere, wie sich alle Zellen, alle Hautpartikel, das Fleisch, das Blut, alle Atome, nach Außen bewegen und weich werden, um dieser Energie Platz und Raum zu geben, sich zu entfalten.

Heiße dieses Gefühl komplett willkommen und danke dieser Emotion, dass sie da ist.

Danke ihr dafür, dass sie dir zeigt, was bisher im Dunklen verborgen war und nun losgelassen werden kann.

Erlaube dieser Energie, größer zu wachsen und sich in deinem gesamten Körper auszubreiten.

Dies kann sich vorerst unangenehm anfühlen. Keine Sorge, dabei kann nichts geschehen, du erlaubst lediglich der Energie, sich auszubreiten und ihre Arbeit zu tun.

Dabei ist es auch nicht nötig, dass du diesen Gefühlen einen bestimmten Namen wie Trauer, Wut, Angst, Scham oder irgendein anderes Symbol zuordnest.

Das Wichtigste ist, dass du komplett offen und weich bleibst, damit diese Emotionen ihren freien Lauf finden kann.

Die meiste Zeit werden solche unterdrückten Gefühle mit Schmerz gespeichert, also werden sie auch wieder mit Schmerz losgelassen werden.
Dies ist komplett normal und du musst dieser Gegebenheit keine weitere Beachtung schenken.
Bleib weiter offen und versuche nicht, allzu sehr involviert zu sein. Lass einfach los und gib einmal komplett die Kontrolle auf.

4. Zum Abschluss kannst du die Intention setzen, dieses Gefühl komplett zu akzeptieren, dir selbst zu vergeben und schließlich letztendlich loszulassen.
   Für das Loslassen an sich kannst du wieder die tiefen Atemzüge vom Anfang wiederholen. Du nimmst also wieder für 6 Sekunden einen tiefen Atemzug, holst dabei dieses Gefühl nach oben, hältst es für 3 Sekunden und pustest es mit einem Zischlaut für weitere 6 Sekunden nach draußen. Wiederhole dies dreimal, und entspann Dich danach.

Es kann sehr gut sein, dass du dich danach weder positiv noch negativ fühlst. Oft bleibt einfach ein stilles Gefühl der Neutralität.
Du fühlst dich mehr im Frieden, mehr ausgeglichen, mehr bei dir.
Das ist genau das Ziel dieser Übung. Aktiv daran zu arbeiten, deine unterdrückten Gefühle loszulassen und damit mehr im Einklang mit dir selbst zu kommen.

5. Doch was hat dies nun mit Resilienz zu tun? Die verschiedenen Mindsets, die du während deiner Kindheit angesammelt hast und die sich nun in deinem Erwachsenen-Alltag ausbreiten, stammen aus bestimmten Blockaden und unterdrückten Gefühlen in deinem Körper.
Wenn du dich insgeheim also nicht gut genug fühlst, weil dir in der Kindheit ständig eingeredet wurde, dass du dich vergleichen - und der Beste sein solltest, wird sich ein Konzept daraus entwickeln.
Dieses Konzept in deinem Kopf wird nun zu einer Stimme, die dir kontinuierlich sagt, dass

du dich umschauen musst und nicht okay bist, so wie du bist.
Es genügt also nicht, lediglich deine Gedanken zu ändern, da jeder Gedanke einen Ursprung hat.
Es ist absolut notwendig, die Wurzel jedes Gedankens zu behandeln.
Dabei ist es nicht nötig, dass du jeden Gedanken spezifisch und akribisch auseinandernimmst, um seinen Ursprung herausfinden.
Sobald du einmal komplett offen wirst und allen Gefühlen in deinem Körper erlaubst, nach vorne zu treten, werden sich diejenigen präsentieren, die losgelassen werden wollen.

Je öfter du diese Übung wiederholst, desto tiefer wirst du kommen und desto festsitzendere Programme deines Unterbewusstseins werden enthüllt.

Je mehr du dies in die Praxis umsetzt, desto weniger wirst du durch unbewusste Prägungen deiner Kindheit beeinflusst. Auf diese Weise wirst du resilienter, weil dich diejenigen Dinge im Außen, die dich vorher getriggert haben, nun nicht mehr berühren. Sie schweben einfach durch dich hindurch und finden keinen Anklang, da du bereits frei von den Mustern bist, um die sich dein Kopf früher ausschließlich gedreht hätte.

### Die POWER Methode zusammengefasst:

1. Finde einen ruhigen & friedlichen Ort
2. Führe die 6-3-6 Atemtechnik durch
3. Kopfstimme wandert zum Ende der Wirbelsäule
4. Lass alles hochkommen, was nach unten gedrückt wurde
5. Sieh dir alles in Ruhe an, ohne irgendetwas damit zu tun
6. Fokus auf größte Energie/Unruhe legen und größer werden lassen
7. Lass dich von diesem Gefühl durchströmen
8. Dankbarkeit, dass es da ist, um dir zu mehr Freiheit zu helfen
9. Mit 6-3-6 Atemtechnik loslassen und entspannen

*Im Leben gibt es etwas Schlimmeres als keinen Erfolg zu haben: Das ist, nichts unternommen zu haben.*

— Franklin Delano Roosevelt

## Der einfache Weg zu unendlichem Selbstbewusstsein

Die Wörter Selbstbewusstsein und Selbstwertgefühl sind in der heutigen Zeit fast schon zum Trend geworden. Überall geht es darum, das eigene Selbstbewusstsein zu stärken und den eigenen Wert zu finden. Doch was genau bedeutet das überhaupt?

Essentiell geht es natürlich darum, nicht von der Außenwelt abhängig zu sein und stattdessen ein gewisses Urvertrauen in dich selbst zu entwickeln. Das bedeutet, egal was um dich herum passiert, du bist immer okay. Allerdings wird dieser Zustand auf eine andere Art erreicht, als die meisten Coaches und Autoren heutzutage beschreiben.

Viele verwenden Techniken wie NLP (Neuro Linguistisches Programmieren) und das Implementieren von "neuen Gedanken setzen", um mehr Selbstbewusstsein für dich selbst zu entdecken.

Diese Techniken funktionieren auch kurzfristig, beziehungsweise so lange, wie man sie kontinuierlich durchführt.

Wenn du also willst, dass es dir in jedem Moment gut geht, denke jeden einzelnen Moment deiner Existenz daran, deine Gedanken zu kontrollieren und dich neurolinguistisch zu programmieren.
Wahre Resilienz bedeutet allerdings etwas komplett Anderes. Sie steht dafür, im Angesicht jeder Situation okay zu sein und nicht die Fassung zu verlieren.
Die falsche Annahme ist hierbei allerdings, sich einfach so viele verschiedene "Fassaden" in Form von Gedankensätzen und Affirmationen einzureden, damit es der Außenwelt nur noch unter großer Mühe gelingt, dich zu brechen.
Doch fühlt es sich nicht unglaublich schwer an, ständig im Kampf mit dem Außen zu sein? Ständig damit beschäftigt zu sein, nicht gebrochen zu werden?
Diese heutzutage sehr trendigen Methoden sind daher mit konstanter Anstrengung und dem Aufrechterhalten von künstlichen Konstrukten verbunden.
Das wollen wir nicht.

Der einfachste Weg ist genau in die andere Richtung.

Er liegt nicht im künstlichen Konstruieren von noch mehr Masken, noch mehr Fassaden oder noch mehr Gedankensätzen.
Der Weg liegt darin, sich von Innen heraus so leicht und frei zu machen, dass es nichts gibt, was dich herausfordern könnte.
Anstatt dich also mit Mauern zu beschützen, werden wir alle Mauern abreißen, bis schließlich nichts mehr übrigbleibt.
Dies ist zwar um einiges schmerzhafter, als sich jeden Morgen vor dem Spiegel verschiedene Affirmationen für Stärke und Mut einzureden. Auf der anderen Seite ist diese Methode langfristig und authentisch.

Wer das Ganze von einer etwas spirituellen Ebene sehen möchte: mit dem Anhäufen von neuen Fassaden und Gedankensätzen füttern wir nur weiter das Ego.
Dieses liebt es natürlich, durch noch mehr Eigenschaften die Persönlichkeit zu stärken und nun nur noch mehr Attribute verwalten zu können.
Je mehr wir allerdings von diesem künstlichen Konstrukt des Egos und damit von der Persönlichkeit

ablassen, desto weniger können wir potenziell getriggert werden.
Je weniger das passiert, desto mehr steigt automatisch das Selbstbewusstsein sowie Selbstwertgefühl in unserem Innenleben.
Wahres Selbstvertrauen entsteht nämlich nicht am Berg einer Ansammlung aus hunderten Gedankensätzen, sondern blüht ganz von selbst, wenn all diese Konzepte losgelassen werden.
Selbstvertrauen und Selbstwert sind automatisch präsent, sobald du dich traust, du zu sein. Authentisch zu dem zu stehen, und so zu sein, wie du es tatsächlich bist.
Aber um das durch den Dunstschleier all der vorhandenen, auferlegten Konditionierungen zu erkennen, ist es wichtig, die Power Methoden immer wieder anzuwenden, um Stück für Stück zu deinem wahren ich zu finden, dass tief in dir steckt, und darauf wartet, frei gelassen zu werden.

Dann musst du nicht mehr gefallen, dann darfst du endlich du sein. Leben, lieben, lachen und glücklich sein.

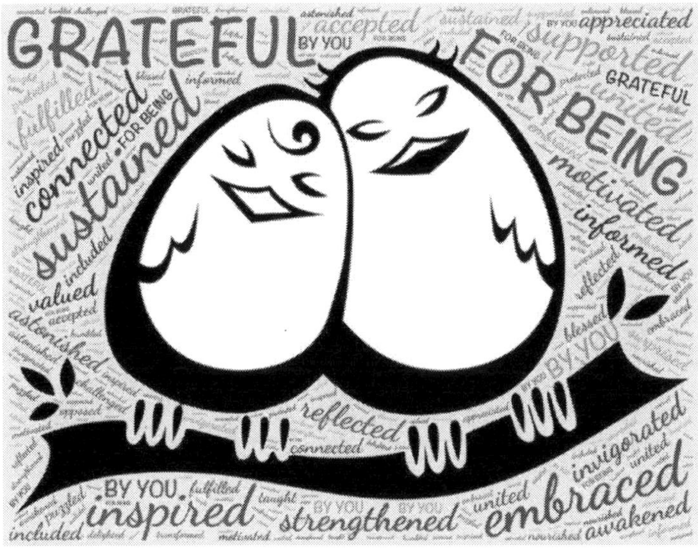


Übliche Techniken zur Stärkung des Selbstbewusstseins sind solche, bei denen man sich an seine bisherigen Errungenschaften erinnert und daran festhält.

*"Du hast ja schon das geschafft, dann wirst du auch das locker hinkriegen!".*

Doch was passiert, wenn es plötzlich einen gravierenden Einschnitt im Lebenslauf gibt und einige Dinge passieren, die überhaupt nicht geklappt haben? Wie kannst du diese Technik nun noch mit Ehrlichkeit anwenden? Wirst du dir ab jetzt ein einreden

*"Ich habe hier und da zwar total versagt, allerdings werde ich trotzdem alles irgendwie hinkriegen!"*?

Das Problem mit solchen Techniken ist, dass sie sich immer nur auf die Vergangenheit berufen und keine konstante Veränderung der Gegenwart miteinbeziehen.
Sobald du also all die Konzepte der Vergangenheit loslässt, wirst du nur noch den gegenwärtigen Moment haben, um dich zu inspirieren.
Doch woher kommt hierbei die Inspiration und Umsetzungskraft?
Frag dich einmal, woher all die Energie bei Kindern kommt. Woher haben sie all die Kraft, den ganzen Tag auf dem Spielplatz zu springen, mit Freunden herum zu tollen und fantasievolle Geschichten zu erzählen?

Der Grund dafür ist, dass diese Energie überall und jederzeit vorhanden ist, jedoch durch die ständigen Erzählungen der Kopfstimme sowie unterdrückende Gefühle der Vergangenheit gehemmt wird.

Kinder sind noch weniger konditioniert und leben mehr im *Jetzt*, haben also keine - sie konstant begleitende - Kopfstimme, die vom gegenwärtigen Moment ablenkt. Sie schämen sich nicht, einfach sie selbst zu sein, daher kann die Energie frei fließen.
Falls du dich fragst, was genau diese "Kopfstimme" ist, oder wie sie entsteht.
Mit Kopfstimme ist das grübeln gemeint. Die Zweifel, die innere Stimme, die immer wieder darauf aufmerksam macht, dass dein Handeln vielleicht jemanden missfallen könnte.
Oder dass du vielleicht keinen Erfolg mit deinen Plänen haben könntest, und deshalb lieber alles beim Alten lassen solltest.
Hast du dir schon einmal die Frage gestellt, ob Kinder Selbstvertrauen oder Selbstbewusstsein haben?
Diese Frage erscheint höchst irrelevant und komisch, da fast jedes Kind einfach das macht, worauf es Lust hat.

Wenn es schreiben möchte, dann schreibt es. Wenn es weinen möchte, dann weint es. Wenn es sauer ist, dann verleiht es seiner Wut Ausdruck.
Die Frage bezüglich Selbstvertrauen kommt hier gar nicht erst zustande, da Kinder einfach nur **sind**.
Sie existieren einfach, sie sind bereits in ihrem Selbst verankert. Sie leben nur in einer Zeit - der Gegenwart, dem hier und jetzt.
Im Laufe der kindheitlichen Konditionierung und Programmierung entfernen sich die Menschen jedoch mehr und mehr von ihrem selbst.
Sie leben nicht mehr den Augenblick, sondern Planen für die Zukunft, und vergessen dabei, im Jetzt zu leben. In manchen Augenblicken, in denen doch die Gegenwart aufkommt, werden sie sich bewusst, dass sie zwar funktionieren, aber nicht leben, nicht lebendig sind.
Das führt zu Selbstzweifel, zum Hinterfragen, ob das alles sein soll, ob das das Beste ist, dass sie vom Leben bekommen können.
Und weil das nicht zufrieden macht, wollen sie im Erwachsenenalter dann anhand von künstlicher Techniken versuchen, wieder Vertrauen zu sich selbst herzustellen. Diese Herangehensweise ist

höchst irrsinnig und stiftet nur mehr Verwirrung, als Klarheit.

Das Selbst, diese unendliche Energie und Motivation die in uns allen steckt, ist jederzeit vorhanden.
Es wird lediglich durch all die verschiedenen Programme überdeckt.
Wer also konstant die Methoden in diesem Buch anwendet und daran arbeitet, sich frei von seinen Prägungen zu machen, der wird mehr und mehr Energie im Alltag feststellen.
Ebenso wirst du bemerken, dass du einfach deinen Tätigkeiten nachgehen kannst, ohne Dich selbstständig zu hinterfragen, ob du gerade mit Selbstvertrauen oder Selbstbewusstsein lebst.
Du wirst sehen, wie im Laufe deiner Entwicklungen diese Frage immer irrelevanter wird.

Du *bist* bereits das *Selbst*, dafür braucht es kein Vertrauen und keine aufgesetzte Stärke. Wenn du ohne Hemmungen dem nachgehen kannst, was du liebst, musst du nicht von dir selbst behaupten können, dass du stark bist. Du tust es einfach, weil du es kannst.

## Wie finde ich, was mich glücklich macht?

Nachdem du bereits Stück für Stück daran gearbeitet hast, von den Blockaden deiner Vergangenheit loszulassen, um somit mehr innere Resilienz aufzubauen, geht es weiter Richtung "Purpose".

Die wenigsten Menschen stellen sich heutzutage noch die authentische Frage, was sie eigentlich glücklich macht.
Stattdessen gehen Sie einfach den Weg der Masse und folgen blindlings Entscheidungen, die andere über sie treffen.
Ihre Eltern meinen, dass dieser oder jener Studiengang interessant wäre und zukunftsorientiert ist, also entscheiden Sie sich dafür, und leben damit oft das Leben, das sich die Eltern für sich selbst gewünscht hätten, aber auch nicht ausleben durften.
Behalte DU aber im Hinterkopf, dass dies dein einziges Leben ist und du nur eine Chance hast, das zu tun, was dich wirklich glücklich macht.
Überlege einmal, was du als Kind immer gerne getan hast, ohne dass dich irgendwer dazu motivieren musste.

Was waren diejenigen Aktivitäten, zu denen du wie von selbst motiviert warst und bei welchen du sogar Hingabe und Disziplin gezeigt hast, ohne Einfluss von Außen?
Das sind die Tätigkeiten, denen du auch als Erwachsener nachgehen solltest. Wenn es sich dabei nur um Sandburgen bauen und Lego Welten erstellen handelte, dann überlege, wie du dich dabei gefühlt hast.

*Wurde deine kreative Ader geweckt?*

*Hast du es schon immer geliebt, Lösungen aufkommt komplizierte Probleme zu finden?*

*Konntest du immer gut um die Ecke denken?*

*Wolltest du dich schon immer auf eine bestimmte Art und Weise ausdrücken?*

Je mehr du dich von den Programmierungen der Gesellschaft losmachst und dir ehrliche Fragen an dich selbst stellst, was du eigentlich in diesem Leben machen möchtest, desto näher wirst du deinem wahren Weg kommen.

Natürlich gehört viel Experimentieren und herumprobieren dazu. Auf dem Weg dorthin wirst du jedoch wertvolle Lektionen lernen.

Im Folgenden wirst du eine einfache Übung entdecken, die es dir ermöglicht, herauszufinden, was dich wirklich glücklich macht.

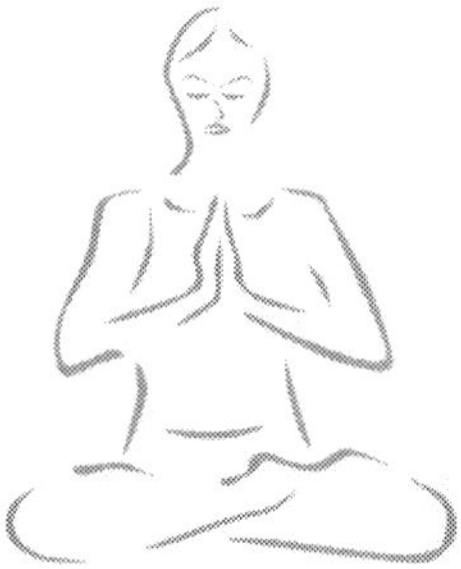

## Power Methode 2: PURPOSE Methode

Zuvor noch ein paar Hintergrundinfos dazu:

Mittlerweile gibt es auf dieser Welt so viele verschiedene Wege, die man einschlagen kann. Inoffiziell sowie offizielle Möglichkeiten gibt es wie Sand am Meer.
Daher scheint es fast schon ein Ding der Unmöglichkeit geworden zu sein, herauszufinden, was man wirklich will.
Es gibt einfach zu viele verschiedene Dinge!
Viel einfacher ist also, sich aufzuschreiben, was man absolut <u>nicht</u> will.

Schnapp' dir also ein Blatt Papier und schreibe auf die rechte Seite eine Überschrift mit

**"Dinge, die ich absolut hasse zu tun."**

Nun fängst du damit an, alle Dinge, die dir spontan in den Sinn kommen, darunter zu schreiben.

Versuche dabei gar nicht, lange zu überlegen oder ausgefeilte Sätze niederzuschreiben. Es geht wirklich darum, stichpunktartig all deine Impressionen auf das Papier zu bringen.
Du wirst merken, dass es anfangs etwas stockend ist, mit der Zeit aber mehr und mehr zu fließen beginnt.
Nachdem du schließlich alle möglichen Dinge aufgeschrieben hast, die du wirklich hasst, zu tun, und die du auf keinen Fall in dein Leben machen würdest, schreibst du eine neue Überschrift für die linke Seite.

Auf der linken Seite schreibst du nun

**"Was ich liebe, zu tun."**

Nun kannst du einfach alle Dinge, die du in der rechten Spalte eingetragen hast, ins Gegenteil

umwandeln und links eintragen. Doch das ist natürlich leichter geschrieben, als getan.
Auf Aktivitäten, wie "Ich hasse es, mit einem alten und kaputten Auto zu fahren", kannst du natürlich"Ich liebe es, mit einem neuen und nagelneuen Auto zu fahren" antworten.
Das Gegenteil von "Ich hasse es, in einem nervigen Job feststecken ", kann aber genauso sein "ich liebe es, um die Welt zu reisen und frei zu sein".
Fühle also in dich hinein, was sich im Moment am authentischsten anfühlt.

Der nächste Schritt ist nun, dass du die Dinge, die du liebst, in verschiedenen Farben markierst. Hol dir also einige Buntstifte und fange an, gemeinsame Kategorien zu finden. Dinge, die z.B. mit *Materiellem* zu tun haben, kannst du in einer Farbe anstreichen.

Dinge die mit *Freiheit* zu tun haben, kannst du wiederum in einer anderen Farbe anstreichen.

Dinge, die mit deinen *persönlichen Wünschen und Träumen* zu tun haben, wiederum in einer anderen Farbe.

Lass dein inneres Kind von der Leine. Fühle dich ganz frei und kreativ damit, welche Kategorien du auswählen möchtest, und wie du sie farblich oder sogar mit Zeichnungen lebendig machst bzw. gestaltest.

Als nächsten Schritt schnappst du dir nun die Rückseite dieses Papiers und schreibst alle Dinge, Aktivitäten und weiteren Sachen auf, die dir Spaß machen.
Sollte es also nun noch irgendetwas auf dieser Liste geben, was dir unglaublich Spaß macht und nicht aufgezählt wurde, schreibst du es jetzt auf.
Du wirst auch merken, dass nach einiger Zeit viele Kleinigkeiten auf´s Papier kommen, über die du dir vielleicht zuerst gar nicht bewusst warst.
Nun kannst du die Überschriften der Kategorien auf die Rückseite hinzuschreiben. Du siehst also jetzt eine Übersicht aller Dinge, die dir Spaß machen und der Kategorien der Dinge, die du liebst, zu tun.
Versuche nun auch noch verschiedene Kategorien für die Dinge zu finden, die dir Spaß machen.
Am besten wäre natürlich, wenn Sie zu den Kategorien der ersten Seite passen und sich einfach eingliedern lassen. Aber denk daran, du musst

nichts. Wenn sich eine neue Kategorie ergibt, weil sich die einfach besser für dich anfühlt, dann ist das ebenso.
Sobald du diesen Schritt erfolgreich abgeschlossen hast, wirst du schnell ein Muster feststellen können:

*Was sind die Hauptüberschriften der Kategorien? Worum geht es dabei?*
*Was sind die Dinge, denen du am meisten Aufmerksamkeit zollst und die am allerwichtigsten für dich sind?*

Diese Kategorien sind es, auf die du deinen Fokus legen solltest.
Natürlich wirst du an diesem Punkt noch nicht deinen einzigartigen Weg für dieses Leben gefunden haben, allerdings wird sich hier schnell ein Muster erkennbar machen, das du beschreiten darfst.
Wiederhole diese Übung alle paar Wochen, um auf dem neuesten Stand deiner eigenen Wünsche und Träume zu bleiben.

**Die POWER-Methode zusammengefasst:**

1. Schnapp dir einen Stift und Papier
2. Alle Dinge die du HASST ZU TUN auf die rechte Seite
3. Gegenteil dieser Dinge nun auf die linke Seite (logisch, nicht exakt)
4. Finde KATEGORIEN für die verschiedenen Dinge
5. Alle übrigen Dinge die du LIEBST ZU TUN auf die Rückseite
6. Ordne alle übrigen Dinge in deine Kategorien hinein
7. Welche Kategorien & Dinge stechen heraus?
8. Welche geliebten Dinge ziehen sich durch dein Leben?

## Das Glücksgefühl in sich aufspüren

Du hast nun Aktivitäten und Dinge gefunden, die du gerne machst.
Aber das alleine bringt dich noch nicht wirklich weiter. Denn vor lauter

*"es anderen Recht machen müssen"*

und vor lauter

*"niemanden enttäuschen wollen"*

ist es oft so, dass du komplett das Gefühl dafür verloren hast, was dich wirklich glücklich macht.
Immer ist die Kopfstimme da, die sagt: "aber das kannst du doch nicht einfach so machen" oder "davon kannst du aber kaum leben" usw.
Glücklich macht dich aber nicht, was dein Kopf, dein Verstand dir sagt, denn da sind ja bereits die fremden Programme fest verankert, dein Glück kannst du nur spüren. Und nachdem du das so lange nicht gemacht hast, bedarf auch das der Übung.

Den Kopf kannst du dann wieder einschalten, sobald du aufgespürt hast, was es ist, was dich glücklich macht. Wie du authentisch wirklich bist.

Wenn du die Sehnsucht hast, öfter mit großen Gruppen Partys zu feiern, nur, weil du es wo anders gesehen hast, und dir denkst, du verpasst ansonsten etwas. Aber wenn du ehrlich zu dir bist, dann bist du vielleicht gar kein Partylöwe, und müsstest wieder eine Maske aufsetzen, um auf dieser Party glücklich zu wirken.
Und genau dazu bedarf es der Übung, des Erspürens.
Sobald dein Gefühl dir grünes Licht dafür gibt, dein Bauchgefühl meint, "ja, das fühlt sich gut an", dann, und erst dann, kannst du deinen Kopf einschalten, und überlegen, wie du es verwirklichen kannst.

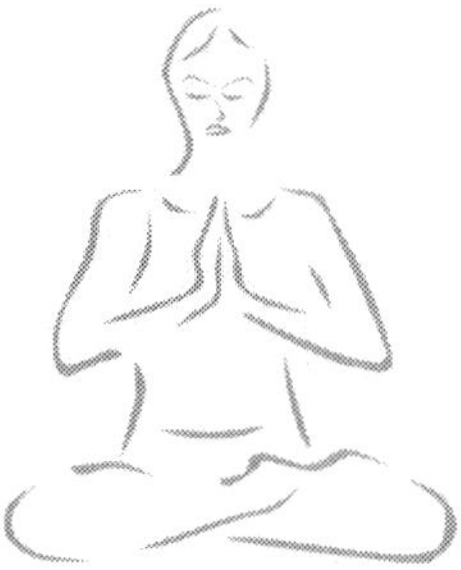

## Power Methode 3: Feel happy Methode

Du hast nun in der vorangegangenen Übung Dinge und Aktivitäten aufgeschrieben, von denen du meinst, dass du sie gerne machst.

Gehe nun wie folgt vor:
Nimm dir dieses Blatt mit deinen Ergebnissen.
Lies dir der Reihe nach die einzelnen Punkte durch.
Und nach jedem Begriff bzw. Satz, je nachdem wie du es notiert hast, schließt du die Augen, und stellst dir vor, wie es sich anfühlen würde, wenn du diese Aktivität machst.
Stell dir einen Tagesablauf vor, in dem du dieser Tätigkeit nachgehst.
Beantworte dir dazu folgende Fragen:

*Wie fühlt sich dieser Tag für dich an?*

*Hast du ein Lächeln im Gesicht, wenn du daran denkst, dass du das gerade machst?*

*Kannst du dir vorstellen, diese Tätigkeit jeden Tag, oder zumindest öfter und regelmäßig zu machen?*

*Wie würde sich dein Leben ändern, wenn diese Tätigkeit einen Schwerpunkt in deinem Leben einnehmen würde?*

Dann mache die Augen wieder auf und sei ehrlich zu dir.
Fühlt sich dieser Punkt noch immer gut an?
Kann das wirklich etwas sein, was dich glücklich macht?
Wenn ja, lass ihn auf der Liste. Mach ihn bunt. Mach ein Herz dazu. Was immer du magst.
Wenn du eher zweifelst, oder dir sagst, nö, jeden Tag müsste ich das nicht haben, dann streich ihn durch.
Mache das mit jedem der Punkte. Und wenn du bei den regelmäßigen Übungen neue Tätigkeiten für dich entdeckst, und auf die Liste schreibst, dann mach das mit denen genauso.

Nach und nach wirst du sehr gut abschätzen können, bei welchen der Punkte du dich wirklich gut fühlst. Welche Situationen dir immer wieder ein breites Grinsen ins Gesicht zaubern.
Wenn du beispielsweise in einem anderen Bundesland, oder Land leben möchtest, oder irgendwo am Meer, und du jedesmal das Gefühl der Zufriedenheit, der Freude verspürst, wenn du dich gedanklich an diesen Ort versetzt, und die Örtlichkeit nicht jedesmal wechselt, sondern es dich gedanklich immer wieder zu dem gleichen Ort hinzieht, dann ist das etwas, an dem du festhalten solltest.
Das kann dann genau das sein, wo du du sein kannst. Wenn es nicht nur eine Sehnsucht ist, wie z.B. die genannte Party, die sich dann doch als gar nicht so toll anfühlt. Sondern ein beständiges, gutes Gefühl entsteht, dann bist du auf der richtigen Spur zu dir und deinem Glück.

**Die POWER-Methode zusammengefasst:**

1. Schnapp dir deine Positiv-Liste
2. Lies einen Punkt
3. Stelle dich in der Situation vor
4. Beantworte dir alle gestellten Fragen
5. entscheide danach, ob der Punkt auf der Liste bleibt, oder ob du ihn streichst
6. mache diese Übung auch mit allen neu dazu kommenden Tätigkeiten oder Dingen, die du auf die Liste schreibst

*Wer die Freiheit aufgibt,*

*um Sicherheit zu gewinnen,*

*wird am Ende beides verlieren.*

Benjamin Franklin

## Ängste loslassen - Herz öffnen

Um in dieser Welt weitestgehend resilient zu werden, gilt es also, Stück für Stück von denjenigen Mustern abzulassen, die uns in Zuständen der Angst festhalten.

Sehen wir uns einmal genauer an, was hinter dem Verlangen nach Resilienz an sich überhaupt steckt.

Warum wollen einige Menschen mehr Stärke, Durchhaltevermögen und Kontrolle im Alltag haben? Was für eine Art von Mensch wünscht sich, resilienter gegen die Außenwelt zu sein?

All diese Verlangen dafür gründen in einer tiefen Angst, nicht mit den Situationen zurecht zu kommen, die von Außen nach Innen kommen.

Nur ein Mensch, der in Wahrheit keine Kontrolle hat und daher ängstlich wird, sehnt sich nach Kontrolle.

Nur jemand, der sich schwach fühlt, möchte mehr Stärke.

Nur jemand, der sich in seinem Grundzustand nicht Resilienz gegen die Welt da draußen fühlt, hat das Verlangen nach mehr Resilienz.

Anhand dieser Beispiele ist es einfach zu beobachten, dass es im Allgemeinen zwei Arten von Abhilfe gibt.

Die erste ist das einfache Überdecken mit mehr und mehr Informationen, Masken, Fassaden und klugen Methoden, wie man sich ein Arsenal an zusätzlichen Dingen ansammeln kann, um eine Chance gegen die gefährliche Außenwelt zu stehen.
Diese Methode ist nicht nur unglaublich oberflächlich, sondern missachtet auch die tiefliegenden Verletzungen, Traumata und Ängste, die in den meisten Menschen schlummern. Diese wollen nämlich beachtet -und nicht lediglich von weiteren Schutzschichten umringt werden.
Wenige Menschen graben jedoch tief genug und geben sich daher jahrelang mit Mainstream Parolen aus der Persönlichkeitsentwicklung zufrieden.

Die zweite Art, Abhilfe zu schaffen, ist eine Transformation vom Innen heraus.
Dabei werden nicht noch mehr Mauern errichtet, ganz im Gegenteil! Der Hauptfokus wird daraufgelegt, alle Schutzschichten Stück für Stück abzubauen, sodass schließlich der wunde Punkt an sich sichtbar wird.
Sobald diese Wunden ehrlich angesehen werden können, kann man damit arbeiten.

Natürlich ist es schmerzhaft, sich traumatische Erlebnisse und unterdrückte Ängste anzusehen, die zum gegenwärtigen Verhalten führten.
Es gibt aber keinen Weg daran vorbei, wenn du wirklich frei werden möchtest.

*Der einzige Weg nach Draußen, ist nach Innen!*

Es erscheint oft einfach so praktisch, einen Kurs über Schlagfertigkeit abzuschließen und daraufhin anzunehmen, man sei gewappnet für den Alltag.
Viele gehen auf unzählige Seminare, Fortbildungen und eignen sich Tricks aus dem Internet an, wie sie schwierige Situationen im Leben kontrollieren, meistern, zu ihren Gunsten verändern können und so weiter. Dies ist alles weiterhin nichts als ein Spiel des Egos, das verzweifelt versucht, sich selbst aufrechtzuerhalten.
Was darunter liegt, sind immer unterdrückte Emotionen und Ängste, die nicht adressiert werden.
Frage dich daher immer selbst, bevor du dir eine Technik aneignen möchtest, mit der du das Außen kontrollieren kannst oder managen kannst:

"Was führt mich dazu, dass ich das möchte? Welcher Teil in mir möchte Sicherheit und Kontrolle?"
Denn was darunterliegt, ist immer ein Mangel.

*Wenn du mehr Kontrolle möchtest, liegt es daran, dass du im Ist-Zustand keine hast.*

Wie gehen wir es also an, diese Schutzschichten und Mauern effektiv abzubauen? Dazu gibt es zwei unglaubliche Methoden.
Die erste handelt davon, in jedem einzigen Augenblick deines Lebens auf so eine Weise loszulassen, dass keine neuen potenziellen Trigger in deinem System gespeichert werden.
Du wirst also Stück für Stück freier, anstatt dich mit noch mehr "Müll" vollzustopfen.
Die zweite Methode erinnert eher an eine individuelle Meditation, bei der du aktiv die Schutzschichten um dein Herz abbauen kannst.
Denke daran, dass weniger Mauern um dich herum automatisch mehr Resilienz bedeutet.
Es ist anfangs wohl eine leichte mentale Umstellung nötig, um zu verstehen, dass du resilienter gegen

das gesamte Leben wirst, wenn du eben *nicht* versuchst, dich zu beschützen.
Der Grundstein der Freiheit liegt aber tatsächlich darin, so unbeschwert zu werden, dass es keine Situation mehr im Außen gibt, die für dich erfordert, resilient zu sein. Dann wird es für dich einen Punkt geben, an dem es keine Notwendigkeit mehr gibt, Resilienz zu haben. Warum nicht? Da du keine Trigger in mehr in dir hast, die angesprochen werden könnten. Das ist die ultimative Resilienz!
Sehen wir uns im Folgenden die 1. Methode an, um fortlaufend freier zu werden.

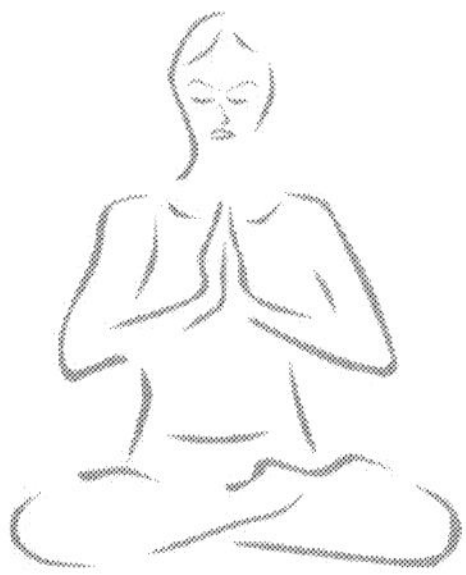

## Power Methode 4: Hände Weg / Don't React

Diese unglaubliche und einfache Technik kommt aus dem Buddhismus.
Sie ist dafür gedacht, dein Innenleben jeden einzelnen Moment besser werden zu lassen, anstatt abzudriften und schlechter zu werden.
Du wirst übrigens bei allen diesen Methoden merken, dass es meist sehr subtile Prozesse sind und es nicht viel zu tun gibt. Eher im Gegenteil, es gibt so wenig zu tun, dass du dich einfach nur komplett entspannen solltest.

Die Technik funktioniert folgendermaßen: jedesmal, wenn du im Alltag aufgeregt wirst und dich kurz vor einer emotionalen Reaktion angesichts einer schwierigen Situation wiederfindest, *nimm die Hände weg!*

Was ist damit genau gemeint?

Die Hände wegnehmen bedeutet, dass du von allen Instanzen deines gesamten Systems ablässt.
Während du also in deinem Job sitzst und von deinem Boss bemängelt wirst, deine Verwandten über dich lästern oder einfach irgendetwas unangenehmes im Außen geschieht, lass von *allem* ab.
Du nimmst also die Hände buchstäblich von deinem *Körper* weg, vor allem aber auch von deinen *Emotionen* und deinen *Gedanken*.
Du wirst bemerken, dass das anfangs oft sehr schwer ist, denn sobald eine Situation im Außen passiert, die sich Innen drin unangenehm anfühlt, neigen wir generell dazu, sofort zu reagieren.
Übe dich mit dieser Methode darin, nicht zu reagieren!

**Die Power Methode zusammengefasst:**

**Hände-Weg-Methode:**

Lass die Auswirkung der Situation im Außen durch alle Instanzen deines Innenlebens fließen, ohne dich einzumischen oder überhaupt zu reagieren.

Fühle die aufgewühlten Emotionen und bemerke die getriggerten Gedanken - doch nimm Abstand davon. Gehe nicht hinein. Lass los.

Wir sind richtige Meister darin geworden, auf alles und jeden zu reagieren und zu so gut wie jedem Thema eine Meinung abgeben zu können.
Übe dich darin, einfach nichts zu tun und keine Reaktion zu haben.
Achtung: Dies ist etwas komplett anderes, als die Situation und die begleitenden Körpergefühle zu ignorieren.

Es geht **im Gegenteil** darum, **ALLES zu fühlen** - und dann loszulassen.
Auf diese Weise wirst du sehr subtile Prozesse feststellen können.
Wenn du bei einer dich fordernden Situation komplett die Hände wegnimmst und alles, was in deinem Körper geschieht, einfach passieren lässt.
Dann wird sich Unglaubliches vor deinen Augen gestalten! Du wirst plötzlich merken, wie verschiedene Emotionen wie Wut, Neid oder auch andere passende Gefühle aus deinem Körper emporsteigen. Begleitet werden sie mit einigen Gedanken oder vorgeformten verbalen Reaktionen, die geäußert werden möchten.
Wende deine gesamte Willenskraft dazu auf, nichts davon anzufassen! Stell dir das ganze wie ein hoch

exquisites Museum vor. Du darfst dir alles ansehen, jedoch um keinen Preis irgendetwas anfassen!

Wenn du diese Methode praktizierst, wirst du feststellen, dass sich die getriggerten Gefühle und Gedanken ihren Weg durch dein System bahnen, und dabei einiges an komischen Energien losrütteln. Vielleicht wirst du sogar bemerken, wie buchstäblich ein Schwall an Energie durch deinen Körper fließt und durch deinen Scheitel nach Außen tritt.

Du kannst es dir auch gerne so visualisieren das ein flussartiger Strom durch dich hindurch fließt, der all diese verletzten Blockaden deiner Vergangenheit mit raus spült.

Sobald du es zum ersten Mal erfolgreich geschafft hast, angesichts einer schwierigen Situation nichts zu tun und dich komplett zu entspannen, wirst du ein seltsames Höhegefühl verspüren.

Dieses High ist ein Anzeichen dafür, dass Du tatsächlich leichter als vorher geworden bist, also weniger Blockaden mit dir herumschleppst.

Das hier hat übrigens nichts mit Esoterik zu tun. Wenn es sich jedoch alles etwas komisch für dich anhört, probiere es gerne heute einfach mal aus, du wirst erstaunt sein!

Ein kleiner Tipp dazu: es hilft, den physischen Körper dabei zu 100% zu entspannen.
Stell dir gerne vor, wie du an einem Strand einer einsamen Insel liegst und immer tiefer sinkst, sich alle deine Muskeln weiten und du *tief* atmen kannst.
Ebenso kannst du dich auf deinen Atemfluss - ein und aus - konzentrieren, während du loslässt. Das komplette Entspannen an sich ist eigentlich die gesamte Technik.
Wer es schafft, bei einer anstrengenden Situation im Leben so ganzheitlich zu entspannen, dass kein Teil in ihm reagieren muss, der ist wirklich frei.
Das ist wahre Resilienz.
Du wirst daraufhin bemerken, dass dich eine ebensolche Situation kein zweites Mal stören wird, sobald du komplett losgelassen hast.

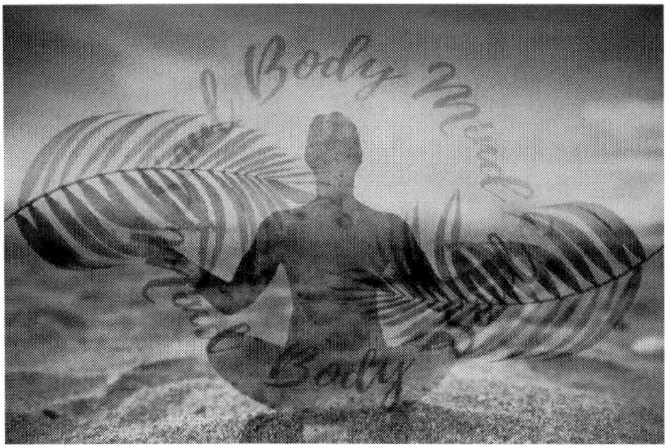

Die zweite Technik ähnelt eher einer Meditation und ist dafür gedacht, tief in dein Innenleben vorzudringen und deine Schutzschichten abzubauen.

Dabei handelt es sich vor allem um die Mauern, die du um dein Herz aufrichten musstest.

Wie kommt es überhaupt dazu, dass wir einfach Mauern um unser Herz aufbauen?

Als Kinder sind wir noch ganz frei, drücken uns spontan und ungehemmt aus. Wir haben keine Ängste oder vergangene Situation, die uns daran hindern, komplett wir selbst zu sein.

Sobald jedoch irgendetwas im Außen passiert, das wir nicht akzeptieren konnten und sich zu schwierig angefühlt hat, machten wir zu. Zuzumachen bedeutet tatsächlich das, was es beschreibt. Das Herz zu schließen.

Sobald im Angesicht einer Situation das Herz geschlossen wird, wird diese Situation nicht verblassen. Die meisten Menschen meinen, dass man gewisse Situation im Außen einfach ignorieren oder Beiseite schieben kann, wenn man sich ihnen im Moment nicht stellen möchte.

Das ist komplett falsch, da diese Situation - ganz im Gegenteil - *unterdrückt* und als Teil von uns *gespeichert* wird.

Ein ganz einfaches Beispiel hierfür: ein Mann fährt auf der Autobahn und sieht plötzlich einen hellblauen VW Lupo an sich vorbeifahren.
Auf den beiden Vordersitzen ist ein überglückliches Paar, das sich an den Händen hält und total verliebt erscheint. Plötzlich verwandelt sich die Innenwelt dieses Mannes zurück in die Vergangenheit.
Er erinnert sich an seine Ex-Freundin, mit der er in genau dem gleichen Auto durch die Welt gefahren ist und in die er so Hals über Kopf verliebt war.
Nach einer schmerzvollen Trennung, die er bis heute nicht ganz verarbeiten konnte, blieben weitere Stücke dieser Beziehung in ihm verankert.

Statt den Moment vor seinen Augen zu erfahren, wird er jetzt von Dingen der Vergangenheit heimgesucht. Plötzlich fallen ihm Gerüche ein, Aussagen, Orte, Farben, die sein Gehirn mit der damaligen Beziehung verbindet.
Warum ist das so?

Der Grund dafür liegt im Mechanismus des Unterdrückens.
Sobald etwas unterdrückt wird, entsteht ein sogenannter Überdruck im System. Dieser Überdruck sucht jederzeit nach einem Weg, abgelassen zu werden. Ähnlich wie bei einem Teekocher, der anfängt zu pfeifen, sobald zu viel Druck in Form von Wasserdampf angestaut wurde. Zusätzlicher Druck möchte immer abgebaut werden.
Was mit all den unterdrückten Situationen in unserem System passiert, ist, dass sie sich anstauen. Sobald es ein passendes Ventil gibt, das dieser unterdrückten Energie hilft, sich selbst nach draußen zu lassen, wird dieses Ventil natürlich benutzt.
Das bedeutet ganz einfach, dass das Gehirn jenes vorbeifahrende blaue Auto als positive Möglichkeit sieht, von unnötigem Druck im System abzulassen.

Daher werden all diese verschiedenen Sinneseindrücke und Gedanken getriggert.
Es ist wichtig, solche Prozesse von dieser positiven Seite zu sehen, da sie wirklich eine unglaubliche Möglichkeit für uns sind, loszulassen.
Jedes Mal, wenn wir uns an eine schwierige Lebenssituation aus der Vergangenheit (wie aus dem Nichts) erinnern, sollten wir alles Mögliche dafür tun, komplett zu entspannen, damit sich diese Blockaden lösen können.

Komplett falsch wäre, sich weitere Gedanken darüber zu machen, in alten Erinnerungen zu schwelgen oder sogar aufgrund von Gedankengängen zu versuchen, vergangene Erlebnisse zu replizieren.
Auf diese Weise würde man sich in einem Kreis drehen, der ständig nur der Vergangenheit gewidmet ist.
Du merkst also wie ein *Leben im Jetzt*, wie es spirituelle Menschen gerne nennen, gar nicht so weit entfernt von einem resilienten Leben ist.
Der Mensch, der jederzeit absolut gegenwärtig sein kann und weder in Vergangenheit noch Zukunft lebt, ist ein resilienter Mensch.

Derjenige, der sich mit Informationen vollstopft und Methoden aneignet, um jede beliebige Situation im Außen kontrollieren zu können (weil er in Wahrheit nicht damit klarkommt), ist nicht resilient, sondern innen drin schwach.
Kommen wir zur zweiten Methode, die Mauern und Schutzschichten um das Herz abbauen wird.

*Du kannst deine Augen schließen, wenn du etwas nicht sehen willst, aber du kannst nicht dein Herz verschließen, wenn du etwas nicht fühlen willst.*

Johnny Depp

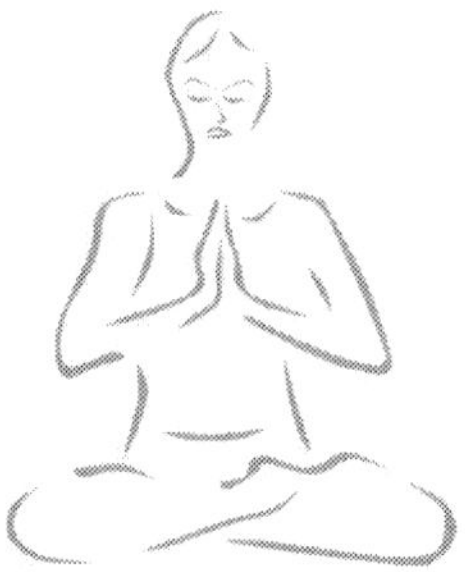

## Power Methode 5: Herzöffnung

Bei dieser Übung geht es wieder darum, sich einen stillen Ort auszusuchen. Du solltest möglichst nicht abgelenkt werden und von äußeren Einflüssen geschützt sein. Schalte also dein Handy auf Flugmodus und vermeide Benachrichtigungen sowie Störungen für die nächsten 10 bis 15 Minuten.

1. Als nächstes darfst du wieder gerne den Atemprozess starten, der bereits in früheren Übungen vorgestellt wurde.
   Dafür atmest du 6 Sekunden tief durch den Bauch ein, hältst den Atem für 3 Sekunden und atmest schließlich mit einem Zischgeräusch wieder für 6 Sekunden aus. Bemerke dabei, wie die Luft aus deinem Bauch durch dein Herz durchfließt.

2. Der Fokus sollte während dieser gesamten Meditation auf deinem Herzen.
   Viele Menschen haben überhaupt keine Verbindung zu ihrem Herzen, und wollen es oft nicht spüren, da es zu verletzlich und sensibel ist.
   Spüre diese unglaubliche Sensibilität und Zärtlichkeit deines Herzens, indem du aktiv in dein Herz ein und ausatmest.
   Spüre, wie es dazu gemacht ist, unglaublich viele Gefühle zu fühlen.
   Es ist ein kleines Wunderwerk, da es die Außenwelt für dich bunt macht.
   Ohne dein Herz wäre alles grau.
   Atme weiterhin tief in dein Herz und entspanne alle Regionen um diesen Punkt herum.
   Lass also deine Brust weich werden genauso wie deinen Solarplexus, deine Schulter, dein Rücken und dein Bauch.
   Erlaube deinem Herz, sich auszubreiten und jegliche Mauern und Schutzschichten, die es umzingeln, abzubauen.
   Du musst dabei nichts aktiv tun, sondern einfach immer mehr in die Entspannung

hinein allen.

3. Nach und nach kannst du dir vorstellen wie du in einen Aufzug hineinsteigst. Dieser Aufzug sieht wunderschön aus und genauso, wie du ihn dir vorstellst.
Du fährst nun Stück für Stück nach unten, an einem ganz besonderen Ort.
Du atmest immer durchdringender in dein Herz und je tiefer du in diesem Aufzug fährst, desto mehr Vorfreude und Liebe spürst du.
Wenn du bereit bist, ist der Aufzug angekommen und die Türen öffnen sich.
Vor dir entfaltet sich der wunderschönste, zärtlichste und sanfteste Ort, den du jemals gesehen hast. Wage es, die erste Schritte hinein zu treten und sieh dir an, was sich vor dir verbirgt. Du kannst dich gerne lange Zeit in deinem Herzen umsehen.

4. Schau dir auch einmal die Außenwände an. Aus welchem Material sind sie gemacht? Wie hart sind sie? Warum existieren diese Wände?

5. Visualisiere dir, wie du auch weiter nach außen gehst und das Herz von Außen betrachtest. Gibt es hier weitere Schutzschichten und Wände um es herum?

   Wie viele und wie stark sind diese?
   Erlaube dir, solange wie möglich inmitten dieses friedlichen Ortes zu bleiben und tief in ihn hin einzuatmen.
   Werde komplett vertraut mit dem Inhalt und Eigenschaften deines Herzens, das ist sehr wichtig!

6. Sobald du bereit bist, kannst du dich bedanken und wieder von diesem Ort verabschieden. Mit dem Aufzug zurück nach oben fahren und nach einigen tiefen Atemzügen wieder deine Augen öffnen.

Diese Übung ist perfekt dafür geeignet, sie einfach zwischendurch durchzuführen.
Je öfter du tief in Dein Herz gehst, wirst du feststellen, dass es immer einen Punkt gibt, mit dem du tief in dir verbunden bist.

Auf diese Weise wird es viel schwieriger, einfach eine Entscheidung gegen dein Herz zu fällen.
Bei jedem Akt, den du im Außen tust, wird plötzlich dein Herz mitentscheiden. Und das ist absolut richtig und notwendig!

Wir sind eine Generation geworden, die fast ausschließlich im Kopf lebt. Alles muss analysiert werden und Informationen sind die wichtigste Währung geworden.
Als ein freier und selbstbestimmter Mensch zu leben bedeutet jedoch, intuitiv und aus dem Herzen zu leben. Genau wie ein Kind.

**Die Power Methode zusammengefasst:**

**Herzöffnung:**

Begib dich an einen ruhigen Ort und mach' die 6-3-6 Atemtechnik.

Gehe in den Aufzug zu deinem Herzen und fahre tiefer hinein.

Sieh dich in deinem Herzen um, schau dir die Mauern und Schutzschichten an.

Atme tief in dein Herz.

Sei und bleib offen - in Verbindung mit dir selbst.

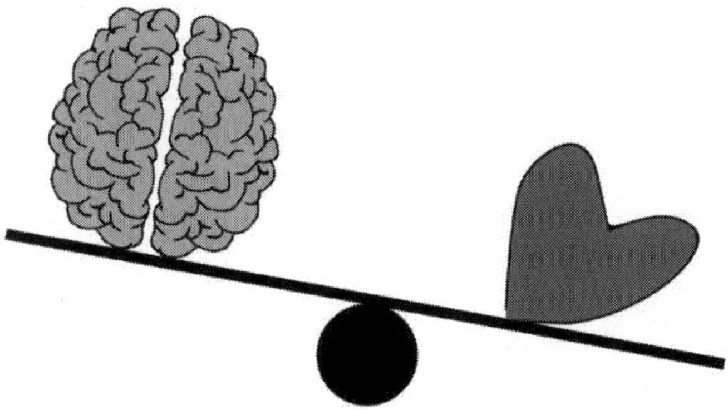

## Fazit

Wer auch nur eine Kernaussage aus diesem Buch mitnehmen möchte, dann ist es Folgende:

*BLEIB OFFEN!*

Ein Bekannter Coach hat einmal gesagt, dass es dem Leben zwei Möglichkeiten gibt, je älter man wird.

"You either get *bitter* or *better!"*

Mit den Jahren wirst du also entweder besser, oder verbissener.

Wenn wir einmal einen kleinen Spaziergang durch die Stadt machen und uns die Gesichter der Leute ansehen, können wir schnell erkennen, was mit den meisten Menschen passiert.

Der Großteil der Menschen in dieser Gesellschaft hat in seiner Jugend zum letzenmal eine Chance bewusst wahrgenommen, das Leben in eine positive Aufwärtsspirale zu verwandeln und mit der Zeit immer besser zu werden.

Sobald man jedoch eine bestimmte Schwelle erreicht und immer unbewusster wird, ist dies fast wie ein point of no return.

Es wird also nur noch mit unglaublichen Anstrengungen funktionieren, in eine fruchtvolle und schöne Lebensweise zurückzukehren.
Doch es ist niemals zu spät!
Entscheide dich jetzt, eine Wende in deinem Leben einzulegen und dich von denjenigen nüchtern zu befreien, die dich so sehr einschränken.
Es mag vielleicht beiläufig erscheinen, ein Buch über Resilienz zu lesen und daraufhin drastische Entscheidungen für ein neues Leben zu treffen.
Aber die Übungen und die Kernaussage dieses Buches geben dir Werkzeuge an die Hand, zu deinem inneren selbst zurück zu finden.
Deine Wünsche und Bedürfnisse die es wert sind, gelebt zu werden, wieder neu zu entdecken und zu erspüren.
Du hast so die Möglichkeit, dein Glück wieder zu fühlen. Und wenn Du oft genug die Übungen machst, und in einem Zustand der Zufriedenheit und des Glücks auch nur wenige Augenblicke am Tag verbracht hast. Dann füllst du damit dein Herz mit Freude und neuer Lebendigkeit.
Und sich glücklich zu fühlen ist eine wahnsinnig starke Kraft. Diese Kraft kann es dir auch ermöglichen, deinen Kopf ganz bewusst

einzusetzen, um das, was dich glücklich macht, öfter und gezielter in Dein Leben zu lassen.
Sei es mit einem anderen Job, mit einem anderen Wohnort usw. Sobald du dieses Gefühl des in sich Ruhens, des einfach Glück Verspürens entdeckt hast, und weißt, woran es liegt, und wie du es erreichst, kannst du es in deiner Gegenwart, in deinem hier und jetzt real werden lassen.

*Go for it!*

So gut wie jeder Mensch sucht nach einer Möglichkeit, endlich Frieden und Glücklich sein zu finden.
Egal ob über spirituelle Methoden, Persönlichkeitsentwicklung, oder sogar Drogen.
Selbst dieses Buch über Resilienz ist nur ein weiteres Werkzeug, um dir zu erlauben, dein Leben endlich komplett selbst in die Hand zu nehmen.
Dies ist weder eine Motivationsparole, noch soll es dich zum voreiligen "Hustlen" antreiben.
Das eigene Leben selbst in die Hand zu nehmen bedeutet, dich nicht weiterhin von Gegebenheiten der Außenwelt hin und her schleudern zu lassen.

Dies ist die wichtigste Aussage dieses Ratgebers: Hör damit auf, dein Innenleben auch nur zu 1% abhängig von den Situationen im Außen zu machen. Tatsächlich könntest du genau das gleiche Innenleben führen, egal was im Außen passiert.
Sei es als Bettler, Geschäftsmann, Filmstar oder Hausfrau. Auf tiefster Ebene hat das, was in der Welt passiert, nichts mit deinen Höhengefühlen innen drin zu tun. Um also an so einem Ort zu kommen, wo du dich ständig glücklich, in Frieden und in Harmonie fühlst, mach dich frei von Konventionen, von Vorschreibungen aus der Kindheit, von Konditionierungen.
Anhand der Power Übungen in diesem Buch wird es Dir gelingen, Schritt für Schritt in ein freieres Leben mit mehr Resilienz zu kommen.

Vielen Dank für deine Zeit und denkt immer daran: In schwierigen Situationen -

Du musst niemand anderem gefallen als dir selbst.

Das Einzige was du sein musst -ist glücklich!

*Nicht aus des Herzens bloßem Wunsche keimt / des Glückes schöne Götterpflanze auf. / Der Mensch soll mit der Mühe Pflugschar sich / des Schicksals harten Boden öffnen, soll / des Glückes Erntetag sich selbst bereiten / und Taten in die offnen Furchen streun.*

Heinrich von Kleist

Meditation: **Innere Belastungen ablegen, Erdverbundenheit und Stärke aufbauen**

Nachdem es bei dieser Meditation um die Verbindung mit der Erde, und dem Verspüren der Urkraft geht, bietet es sich an, diese Meditation tatsächlich in einer warmen Wiese, vielleicht mit einer dünnen Decke zu machen, wenn es von der Witterung her nicht möglich ist, dann geht es natürlich sowohl im Sitzen als auch liegend auf einer Yoga Matte oder dgl.

Nimm also auf dem, von Dir gewählten Ort und Position Platz, und mache es Dir bequem. Achte darauf, dass Du auf alle Fälle Verbindung mit dem Boden hast. Entweder im Sitzen, dass Deine Füße fest am Boden stehen, oder liegend, indem Dein ganzer Körper auf der Erde ruht (Decke etc. dazwischen ist ok).

Im Sitzen lege Deine Hände mit den Handflächen nach oben locker auf Deine Oberschenkel, im Liegen lege sie mit den Handflächen nach oben neben Deinem Körper ab. Schließe nun die Augen.

Atme nun tief über die Nase ein und lasse beim Einatmen die frische Luft gezielt in die nachfolgenden Körperregionen fließen, die Du so nach und nach vollkommen entspannst.
Atme tief ein, und Dein Atem fließt in den oberen Kopf, die Stirn und die Augen, und Du lässt dabei los, und entspannst Stirn und Augen, dann atme aus, und lasse die Anspannungen aus dieser Region gezielt los.
Nimm einen tiefen Atemzug und lasse den Atem in Wangen, Kiefer und Kinn fließen, und fühle, wie sich diese Regionen dabei entspannen. Beim Ausatmen wieder die Anspannungen ausatmen.
Beim nächsten tiefen Atemzug spürst Du, wie Dein Atem in den Hals und die Brust fließt, und sich dabei alles entspannt. Atme die Anspannung wieder aus.
Nimm einen tiefen Atemzug und fühle nach, wie die frische Luft in Deine Arme, Hände und Finger fließt, und wie beim Ausatmen die Anspannung nachlässt.
Atme wieder tief ein, und lasse die Luft in den Bauch und Hüften fließen, fühle, wie sich die Regionen entspannen und schwer werden, tiefer in den Boden sinken. Lasse die Anspannung beim Ausatmen wieder los.

Beim nächsten Atemzug lasse die Luft in die Beine fließen, fühle, wie Oberschenkel, Knie, Unterschenkel und Füße locker und gelöst werden. Und atme die Anspannung wieder aus.
Nun nimmst Du einen weiteren tiefen Atemzug, und fühlst, wie der Atem sich nun durch den ganzen Körper verteilen kann, weil die Blockaden entfernt wurden.

Atme nun regelmäßig tief ein und aus und zähle dabei von 10 rückwärts bis null. Zähle langsam und merke, wie Dein Körper dabei immer schwerer wird, und regelrecht in den Boden unter Dir einsinkt.
Indem Dein Körper immer schwerer wird, fühlt es sich für Dich regelrecht so an, als ob der Erdmagnetismus Dich anzieht, und Du so fest verbunden mit der Erde bist. Wie bei einem Memoryschaum, der sich an Deinen Körper anpasst versinkst Du in den Boden.
Fühle nun in Dich hinein, und erspüre ganz gezielt, was Dich belastet. Welche Emotionen und Gefühle es sind, die Dir Dein Leben im Augenblick erschweren.

Versuche jedes einzelne zu erfassen, und wenn es für Dich „greifbar“ erscheint, spüre, wie die Erdanziehung es regelrecht zu Boden zieht.
Mache das nun mit jeder belastenden Situation oder Gefühl. Lass es hochkommen, versuche es, richtig greifbar werden zu lassen, und lasse es zu Boden gezogen werden.

Nun beginnst Du zu spüren, wie Du mit jeder Belastung, die von Dir weg in den Boden gezogen wird, leichter und leichter wirst. Du spürst, dass Dein Körper und Geist mit jeder losgewordenen Belastung regelrecht mehr und mehr zu schweben beginnt.
Wie auf Wolken gebettet, von der Sonne bestrahlt und von frischer Luft umgeben schwebt Dein Körper, Deine Seele, Dein Bewusstsein, leichter und leichter über dem Boden.
Wenn nun alle Deine Sorgen von dem Erdmagnetismus angezogen worden sind, lasse Deinen Körper bewusst weiter schweben. Nimm wahr, wie schön die Umgebung rund um Dich herum ist. Wie herrlich die Sonne auf Dein Gesicht strahlt, und Dich sanft wärmt.

Wenn Du magst, dann schwebe, sanft auf der weichen Wolke gebettet noch ein Stück weiter und höher. Spüre die Leichtigkeit und Freiheit, die damit verbunden ist. Lasse dieses Gefühl der Leichtigkeit und Freiheit in jede Pore Deines Körpers eindringen. Lasse die Sonnenstrahlen durch Deinen nun leichten Körper fließen, sodass Dein Körper als Ganzes sonnendurchflutet und strahlend wird. Genieße dieses Gefühl noch ein paar Augenblicke, und atme dabei die Luft und die Wärme und die Ruhe ein, die Dich nun vollkommen ausfüllt.
Mach Dir bewusst, was Du in diesem Moment fühlst, wohin Deine Gedanken abdriften.

Und wenn Du nun ein völlig wohliges Gefühl hast, dann gleite sanft wieder auf Deine weiche Unterlage retour, nimm noch einen tiefen Atemzug, und beginne vollständig wieder retour zu kommen. Öffne nun Deine Augen, und stehe auf. Spüre diese Leichtigkeit nach, die Du nun empfinden kannst, nachdem Deine belastenden Gedanken fest im Boden gehalten werden.
Versuche Dich nun in der nächsten Stunde mit positiven Dingen zu beschäftigen. Gute Musik, ein

Spaziergang im Grünen, ein Bad, etwas, das diese entspannte Stimmung weiter in Dir bestehen lässt. Je öfter Du diese Meditation machst, desto länger werden die entspannten, leichten Phasen danach werden. Bis Du gelernt hast, die negativen, belastenden Gedanken dauerhaft abzulegen, und gegen belebende, erfüllende, positiv wirkende Gedanken zu ersetzen.

Hole Dir mittels QR Code die Meditation von Nikolas Moellen, gesprochen von Saskia Peters

Meditation: **Werde zum Beobachter und lasse Deinen Stress los**

Wann immer Du bereit bist, mache es Dir bequem, und schließe Deine Augen. Gestatte es Deinem Körper, völlig bewegungslos zu sein. Das Einzige, was sich noch bewegt, ist Dein Brustkorb beim Atmen.

Beobachte Deinen Atem, nichts verändern, nur beobachten und ruhig weiter atmen. Nimm einige Atemzüge und lasse Deine Gedanken los, indem Du ihnen keine Beachtung mehr schenkst.
Beginne nun vorsichtig, Deinen Atem zu vertiefen. Es geht darum, Dein Bewusstsein zu erweitern, und das geht am besten über den Atem.

Indem Du deinen Atem steuerst, übernimmst Du die Kontrolle über Deinen Körper.

Nimm einen Atemzug und atme nun bewusst nur in den linken Lungenflügel, beobachte wie sich nur die linke Seite Deines Brustkorbs beim Atmen wölbt. Nimm wieder einen Atemzug und atme bewusst nur in dem rechten Lungenflügel, beobachte Deinen

Brustkorb, wie sich nur die rechte Seite beim Einatmen wölbt.
Nun atme bewusst mit beiden Lungenflügeln gleichzeitig. Eigentlich atmest Du wie immer, aber eben bewusst mit beiden Lungenflügeln gleichzeitig. Beobachte den Unterschied, wenn Du dies bewusstmachst.
Es geht darum, Dein Bewusstsein und Deinen Atembereich zu erweitern. Man nennt das Aura-Atmen. Stelle Dir nun vor, Du atmest nach vorne, aber ca. 20-30 cm über Deinen Körper hinaus, Erweitere in Deiner Vorstellung Deinen Atembereich, indem Du über Deinen Körper hinaus in Deinen Aura-Bereich atmest.
Und jetzt das Gleiche nach hinten. Stelle Dir vor, Du atmest etwa 20-30 cm nach hinten über Deinen Körper hinaus, egal ob Du auf einem Sessel sitzt, oder ob Du liegst, atme einfach aus Deinem Körper hinaus.
Und nun das Gleiche zur Seite. Stelle Dir vor, Du atmest etwa 20-30cm an Deinen Seiten hinaus, an Deinen Armen vorbei.
Und jetzt nach allen Seiten gleichzeitig über den Körper hinaus in Deine Aura atmen.

Und nun atme bewusst in Richtung Deines Scheitels, über Dein Kronenchakra hinaus.
Stelle Dir vor, wie sich Deine Schädeldecke nach oben hin öffnet oder als ob Du eine Lotusblüte auf Deinem Scheitel hast, die sich beim Atmen öffnet, sodass Du nach oben hinaus atmest.
Und nun atme in alle Richtungen gleichzeitig über Deinen Körper hinaus. Das ist das universelle Atmen. Bleibe dabei, und fühle die Freiheit und Leichtigkeit, die Du in diesem erweiterten Atembereich verspürst. Jetzt hast Du Verbindung zur universellen Urenergie, und kannst daraus Kraft schöpfen.
Fülle Deinen Körper nun bewusst mit einem positiven Gefühl und Energie. Fülle beim Einatmen Deinen ganzen Körper mit Wohlbefinden und Liebe aus, spüre in Deinen Körper hinein, wie das Wohlbefinden und die Energie ihn ausfüllen, bis in die Fingerspitzen und den Körper entlang bis in die Zehen. Merkst Du, wie sich dieses wohlige Gefühl in Deinem Körper ausbreitet.
Mit dieser positiven Stimmung stelle Dir nun vor, dass Dein Bewusstsein einen Schritt aus Deinem Körper hinaus nach hinten macht, und schaue Dir selbst über die Schulter und beim Atmen zu.

Beobachte Dich einfach beim Atmen. Spüre, wie entspannend sich das anfühlt, Dich einfach nur zu beobachten.
Wenn Du Dich nun leichter, entspannter fühlst, kannst Du langsam wieder Deine Augen öffnen.

Übe diese Atemmeditation am besten täglich. Noch besser, Du machst sie noch vor dem Aufstehen, direkt nach dem Aufwachen im Bett. Und stelle Dich so auf einen positiven Tag ein. Wenn Du diese Atemmeditation immer, wenn Du merkst, Du bist unruhig oder unrund anwendest, wirst Du feststellen, wie rasch Du in den Zustand des universellen Atmens kommst.
Und wann immer Du Stress oder Ärger verspürst, erweitere bewusst Deine Atmung, mache einen Schritt aus Dir heraus, und beobachte Dich in dieser Situation. Du wirst feststellen, dass, sobald Du eine gedankliche Distanz zu der stressigen oder ärgerlichen Situation schaffst, indem Du Dich in die Position des Beobachters versetzt, nimmt der Stress sehr rasch ab.
Und je öfter es Dir gelingt, die stressigen, unerfreulichen Situationen zu verkürzen, und Du Dich schnell wieder in eine positive Schwingung

bringen kannst, dann gestaltet sich Deine ganze Umgebung positiver für Dich.
Das ist auch leicht erklärlich, denn Du kennst sicher den Spruch "Wie man in den Wald hineinruft, so tönt es wieder!".
Wenn Du also eine positive, freundliche und sympathische Stimmung ausstrahlst, wirst Du merken, dass auch viel mehr Menschen, denen Du begegnest, positiv, freundlich und sympathisch auf Dich reagieren.
In diesem Sinne Namasté.

Hole Dir mittels QR Code diese Meditation von Nikolas Moellen, gesprochen von Saskia Peters

## Namasté

Namasté kommt aus dem indischen Sanskrit. Der Begriff setzt sich zusammen aus den Silben nama (verbeugen), as (ich) und té (du). Übersetzen lässt sich Namasté also mit „Verbeugung zu dir“ oder „Ich verbeuge mich vor dir“. Damit drückt man Ehrerbietung aus und erkennt die Anwesenheit des Gegenübers dankbar an.
Wenn Du schon einmal Yoga gemacht hast, kennst Du das wunderbare Gefühl der Ruhe, das sich während der Yogaeinheit einstellt. Namasté drückt im Grunde all das aus, was Yoga bewirken kann: Dankbarkeit, Selbstliebe, das Finden und Bewahren von eigener Energie, Respekt und Achtsamkeit – ein kleines Wort mit großem Inhalt also.

*Alles Liebe und viel Erfolg auf Deinem Weg zum Glück!*

*Nikolas Moellen*

## Abbildungen

Bildquellen stammen von pixabay.

## Feedback, Links und Copyright

Dein Feedback ist mir sehr wichtig

Ohne Feedback kann ich dieses Buch nicht erweitern und verbessern.

*Wenn Dir das Buch gefallen und einen Mehrwert gebracht hat, würde ich mich über ein Feedback sehr freuen.*

Hinterlasse hierzu bitte eine ehrliche und wohlwollende Rezension auf Amazon.

# Impressum

Von Nikolas Moellen

2. Auflage 2021



Herausgegeben von: Lebensquell Kräuter, 2560 Berndorf

info@lebensquell-kraeuter.com

Printed in Germany by Amazon Distribution GmbH, Leipzig

**Meine Facebook-Seite:**

https://www.facebook.com/autornikolasmoellen/

Printed in Poland
by Amazon Fulfillment
Poland Sp. z o.o., Wrocław

81929180R00063